Ratgeber Soziale Phobie

Ratgeber zur Reihe Fortschritte der Psychotherapie
Band 20
Ratgeber Soziale Phobie
von Katrin von Consbruch und Ulrich Stangier

Herausgeber der Reihe:
Prof. Dr. Dietmar Schulte, Prof. Dr. Kurt Hahlweg,
Prof. Dr. Jürgen Margraf, Prof. Dr. Dieter Vaitl
Begründer der Reihe:
Dietmar Schulte, Klaus Grawe, Kurt Hahlweg, Dieter Vaitl

Ratgeber Soziale Phobie

Informationen für Betroffene und Angehörige

von Katrin von Consbruch
und Ulrich Stangier

HOGREFE
GÖTTINGEN · BERN · WIEN · PARIS · OXFORD · PRAG · TORONTO
CAMBRIDGE, MA · AMSTERDAM · KOPENHAGEN · STOCKHOLM

Dipl.-Psych. Katrin von Consbruch, geb. 1978. Seit März 2008 Wissenschaftliche Mitarbeiterin am Institut für Psychologie an der Universität Frankfurt.

Prof. Dr. Ulrich Stangier, geb. 1958. Seit 2008 Professor für Klinische Psychologie und Psychotherapie am Institut für Psychologie der Universität Frankfurt.

Bibliografische Information der Deutschen Nationalbibliothek

Die Deutsche Nationalbibliothek verzeichnet diese Publikation in der Deutschen Nationalbibliografie; detaillierte bibliografische Daten sind im Internet über http://dnb.d-nb.de abrufbar.

Göttingen · Bern · Wien · Paris · Oxford · Prag · Toronto
Cambridge, MA · Amsterdam · Kopenhagen · Stockholm
Rohnsweg 25, 37085 Göttingen

http://www.hogrefe.de
Aktuelle Informationen · Weitere Titel zum Thema · Ergänzende Materialien

Umschlagabbildung: © Walter Luger – Fotolia.com
Satz: Grafik-Design Fischer, Weimar
Gesamtherstellung: AZ Druck und Datentechnik, Kempten
Printed in Germany
Auf säurefreiem Papier gedruckt

ISBN 978-3-8017-2092-6

Inhaltsverzeichnis

Vorwort 7

1 Soziale Phobie – Was ist das? 9
1.1 Von der Schüchternheit zur Sozialen Phobie 9
1.2 Was ist eine Soziale Phobie? 10
1.3 Wie kann ich feststellen, ob ich an Sozialer Phobie leide? ... 13

2 Wie entsteht soziale Angst und wie kann man ihr begegnen? 14
2.1 Risikofaktoren 14
2.2 Theorien zur Entstehung und Aufrechterhaltung Sozialer Phobien 17
2.3 Für welche Behandlung soll man sich entscheiden? 22

3 Was passiert in einer Therapie? – Die Behandlung von Sozialen Phobien in der kognitiven Verhaltenstherapie nach Clark und Wells 25
3.1 Erster Schritt: Angstprozesse verstehen 25
3.1.1 Diagnostik 25
3.1.2 Ziele formulieren 26
3.1.3 Die Angst verstehen: Entwicklung eines persönlichen Störungsmodells 27
3.2 Zweiter Schritt: Angst überwinden 38
3.2.1 Selbstaufmerksamkeit reduzieren 38
3.2.2 Sicherheitsverhalten reduzieren 42
3.2.3 Eine objektive Sichtweise gewinnen 51
3.3 Dritter Schritt: Angst verstärkende Gedanken reduzieren 56
3.3.1 Gedanken vor sozialen Situationen 56
3.3.2 Gedanken nach sozialen Situationen 59
3.4 Vierter Schritt: Positives Selbstwertgefühl entwickeln 63
3.4.1 Wie entsteht ein negativer Selbstwert und welchen Einfluss hat er auf soziale Ängste? 63
3.4.2 Veränderung eines negativen Selbstwertgefühls 65
3.5 Fünfter Schritt: Rückfällen vorbeugen 69

4 Was können Angehörige tun? 71

Anhang 75
Literaturempfehlungen 75
Beratungsangebote und Selbsthilfegruppen 75
Auswahl von Instituten mit Expertise in diesem Störungsbereich ... 76

Arbeitsblätter 77

Vorwort

Wenn Sie sich für dieses Buch interessieren, gehören Sie vielleicht zu den zahlreichen Menschen in Deutschland, die irgendwann in ihrem Leben in sozialen Situationen unter starken Ängsten leiden. Dieser Ratgeber möchte Sie dabei unterstützen, einen Weg zu finden, wie Sie mit den Ängsten besser zurechtkommen können. Um zu verdeutlichen, wie das Lesen eines Buches dabei helfen kann, Ängste zu verringern, möchten wir gleich zu Beginn das Anliegen des Buches etwas genauer erläutern.

Der erste Schritt auf dem Weg der Veränderung ist es, das Zustandekommen der eigenen Ängste besser zu verstehen. Denn erst wenn man ein Problem wirklich verstanden hat, kann man auch effektiv nach hilfreichen Lösungen suchen. Entsprechend klärt der erste Abschnitt des Buches die Frage, was eine Soziale Phobie genau ist. Anhand einer Symptomliste können Sie überprüfen, ob Ihre persönlichen Schwierigkeiten den Kriterien der Sozialen Phobie entsprechen.

Im nächsten Abschnitt werden die verschiedenen Ursachen und Erklärungsansätze der Sozialen Phobie sowie die daraus abgeleiteten Behandlungsmöglichkeiten vorgestellt. Dies soll Ihnen die Orientierung im Dschungel der verschiedenen Therapiemöglichkeiten erleichtern.

Damit Sie eine Vorstellung davon bekommen, womit Sie in einer Therapie rechnen können, stellen wir Ihnen anschließend einen Behandlungsansatz genauer vor, die sogenannte „Kognitive Verhaltenstherapie“. Ihre Effektivität ist wissenschaftlich am besten nachgewiesen. Außerdem spricht diese Methode in besonderer Weise die Eigeninitiative der Betroffenen an und bietet somit gute Möglichkeiten zur Selbsthilfe. Sie können also versuchen, das Gelesene einmal auf sich selbst anzuwenden, Anregungen aufzugreifen und durch Beobachtungen, Übungen und Experimente im Alltag Schritt für Schritt neues, selbstbewusstes Verhalten in sozialen Situationen erlernen.

Wir wünschen Ihnen viel Erfolg!

Frankfurt, im September 2009

K. von Consbruch und
U. Stangier

1 Soziale Phobie – Was ist das?

1.1 Von der Schüchternheit zur Sozialen Phobie

Mit den Begriffen „Schüchternheit“ und „Soziale Phobie“ lassen sich eine Vielzahl von Ängsten in sozialen Situationen bezeichnen. Versteht man unter Schüchternheit eine Unsicherheit im sozialen Miteinander, so dürfte sie den meisten Menschen bekannt sein. Sie gehört gewissermaßen zum Menschsein dazu. Sie tritt in Situationen auf, in denen man der Bewertung oder der Beurteilung durch andere ausgesetzt ist: Unwohlsein bei einem wichtigen Telefonat, Aufregung beim ersten Rendezvous, Nervosität bei einer öffentlichen Rede, Angst im Bewerbungsgespräch. Trotz der Anspannung werden die Situationen jedoch nicht als Problem empfunden. Der schüchterne Mensch weiß, dass er das unangenehme Gefühl in Kauf nehmen muss, wenn er die Situation meistern möchte. Manchmal erlebt er die erhöhte Anspannung sogar als angenehm und anregend.

Starke Anspannung in sozialen Situationen ist also weit verbreitet und keineswegs ungewöhnlich. Schüchternheit, Prüfungsangst und Lampenfieber allein führen nicht automatisch zur Diagnose einer Sozialen Phobie. Ob es sich bei der erlebten Angst um eine Soziale Phobie handelt, die eine Psychotherapie erforderlich macht, hängt in erster Linie vom Ausmaß der subjektiv erlebten Beeinträchtigung ab. Erst wenn die Angst eine sehr starke Intensität annimmt und zu erheblichen Beeinträchtigungen in der Lebensgestaltung führt, spricht man von einer Sozialen Phobie oder sozialen Angststörung.

Die Soziale Phobie ist eines der am weitesten verbreiteten psychischen Probleme. Nahezu jeder zehnte Mensch leidet darunter, wobei sowohl Männer als auch Frauen gleichermaßen betroffen sind. Bei vielen Betroffenen besteht dieses Problem schon lange Zeit, meist seit der Kindheit oder Pubertät. Manchmal tritt es aber erst im Erwachsenenalter auf beziehungsweise ist der genaue Beginn gar nicht auszumachen.

1.2 Was ist eine Soziale Phobie?

Der Kern der Sozialen Phobie ist die *Befürchtung aufzufallen, sich zu blamieren, unangemessen zu wirken oder Fehler zu machen.*

Dabei können sich die Ängste darauf beziehen, in Gesprächen mit anderen Leuten etwas Unpassendes zu sagen oder sich in anderer Weise ungeschickt zu verhalten. Oder Betroffene befürchten, dass man ihnen die Angst in Form von Erröten, Zittern oder Schwitzen ansieht. Oftmals erscheint die Angst und Anspannung *nicht mehr in einem angemessenen Verhältnis zum Anlass.* Häufig ist die Angst in Gegenwart fremder Menschen, bei Autoritätspersonen oder Menschen des anderen Geschlechts besonders groß.

Nachfolgend möchten wir Ihnen drei Personen vorstellen, deren soziale Ängste sich auf ganz unterschiedliche Aspekte richten. Falls Sie selbst betroffen sind, kann es hilfreich sein zu überlegen, welcher Person Sie am ehesten ähneln und deren Entwicklung im Verlauf des Buches zu verfolgen. Sehr wahrscheinlich ist, dass Sie verschiedene Aspekte Ihrer Schwierigkeiten bei unterschiedlichen Personen wiederfinden.

Fallbeispiel: Frau A.

Frau A. hat Angst davor in der Öffentlichkeit zu trinken. Sie befürchtet, beim Heben der Kaffeetasse zu zittern. Andere könnten das Zittern bemerken, es als Zeichen von Unsicherheit interpretieren und sie für unfähig halten. Besonders ausgeprägt ist die Angst bei Kundengesprächen, die sie an ihrem Arbeitsplatz führen muss.

Fallbeispiel: Herr B.

Herr B. fühlt sich im Kontakt mit fremden Menschen sehr unwohl. Er befürchtet, die anderen zu langweilen und von ihnen für unhöflich oder überheblich gehalten zu werden. Die Sorge schüchtert ihn ganz besonders ein, wenn er Frauen kennenlernen möchte.

Fallbeispiel: Frau C.

Frau C. hat den Eindruck, leicht zu erröten. Die plötzlich auftretende Gesichtsröte ist ihr sehr peinlich, da die anderen Menschen durch ihr Rotwerden irritiert sein könnten. Die anderen könnten davon ausgehen, dass Frau C. etwas zu verbergen hat, etwa beim Lügen ertappt worden ist, oder dass sie nervös und unfähig ist.

Die Soziale Phobie ist im Gegensatz zu anderen psychischen Störungen sehr unauffällig. Während sie von außen häufig unentdeckt bleibt, verursacht sie bei den Betroffenen meist *enormen Leidensdruck und behindert den Alltag teilweise stark.* Die Beeinträchtigung resultiert insbesondere aus der intensiven Beschäftigung mit den eigenen Ängsten vor, während und nach den gefürchteten Situationen. Schon Stunden oder auch Tage vor einem sozialen Ereignis kreisen die Gedanken sozialphobischer Menschen um die Angst auslösende Situation und auch dann, wenn sie das Ereignis erfolgreich hinter sich gebracht haben, geht es ihnen oft lange nicht aus dem Kopf. Die Vor- und Nachbereitung führt meist zu hoher innerer Anspannung und gedrückter Stimmung.

Während der sozialen Situation sind Menschen mit Sozialer Phobie häufig so sehr mit ihrer Angst beschäftigt, dass es ihnen schwer fällt, den Anforderungen der Situation zu entsprechen. In dem Bemühen, das eigene Verhalten zu kontrollieren und Fehler zu vermeiden, richten sie ihre Aufmerksamkeit nach innen und können manchmal nicht mehr alle Informationen von außen wahrnehmen. Dadurch kann sich die zusätzliche Angst entwickeln, den „roten Faden zu verlieren“ oder ein „Blackout“ zu haben. Zusätzlich können diese Befürchtungen Körpersymptome wie Schwitzen, Zittern, Erröten oder Herzklopfen produzieren. Während solche Prozesse ganz natürliche biologische Vorgänge sind, denen alle Menschen unter Anspannung ausgesetzt sind, können sie bei Menschen mit Sozialer Phobien eine weitere Angst hervorrufen. Sie befürchten, dass andere diese Symptome wahrnehmen und negativ bewerten könnten. Diese Vorstellung erhöht die Angst sich zu blamieren, wodurch die Körpersymptome wiederum verstärkt werden. Es kann sich ein ungünstiger Prozess entwickeln, bei dem sich die Angst in einem Teufelskreis immer weiter aufschaukelt und schließlich als Panikattacke erlebt wird.

Neben der Beeinträchtigung, die durch die dauernde Beschäftigung mit der Angst entsteht und in manchen Fällen durch intensiv erlebte Körperreaktionen verstärkt wird, schränken sich die betroffenen Personen v. a. durch den Wunsch ein, den *Angst auslösenden Situationen aus dem Weg zu gehen.* Unter allen Umständen versuchen Menschen mit Sozialer Phobie, angstbesetzte Situationen zu meiden. Im privaten Leben kann dies zu sozialem Rückzug und Isolierung führen. Die Betroffenen nehmen wenig gesellschaftliche Anlässe wahr und lernen keine neuen Freunde kennen. Auch beruflich kann es zu Einschränkungen kommen, da sie sich höhere Positionen mit vermehrten sozialen Anforderungen (Teamsitzungen, Vorträge etc.) nicht zutrauen oder Jobwechsel aus Angst vor Bewerbungsgesprächen nicht in Erwägung ziehen.

Fallbeispiel: Frau A.

Frau A. hat Angst, ihre Arbeitsstelle zu verlieren, da sie das Vereinbaren von Kundengesprächen sehr belastet. Privat befürchtet sie, durch das Zittern in der Nachbarschaft aufzufallen und gemieden zu werden. Wenn es möglich ist, bestellt sie lieber ein Glas Wasser statt einem Kaffee oder einem Glas Wein, weil sich das Wasserglas besser halten lässt.

Fallbeispiel: Herr B.

Herr B. sucht zwar noch gesellschaftliche Anlässe auf, fühlt sich jedoch häufig sehr unwohl in der Gegenwart anderer Menschen. Vor einem Treffen malt er sich tagelang aus, was alles schief gehen könnte. Je näher das Ereignis rückt, desto weniger Lust hat er, überhaupt hinzugehen. Er ist gereizt und unzufrieden.

Fallbeispiel: Frau C.

Frau C. denkt ständig über das Erröten nach. Sie schämt sich und macht sich Vorwürfe, „nicht normal zu sein“. Am liebsten ist sie alleine zuhause. Wenn sich soziale Kontakte nicht vermeiden lassen, schminkt sie ihr Gesicht, damit man die Röte nicht sieht, und versucht, die Aufmerksamkeit nicht auf sich zu lenken.

1.3 Wie kann ich feststellen, ob ich an Sozialer Phobie leide?

Um eine psychische Störung zu diagnostizieren, benutzen Ärzte und Psychologen in Deutschland Richtlinien der Weltgesundheitsorganisation (WHO, 1992), die „Internationale Klassifikation psychischer Störungen" (ICD-10). Wenngleich zur professionellen Einschätzung einer Symptomatik Fachkenntnis und Erfahrung im Umgang mit psychischen Störungen notwendig sind, können Sie dennoch selbst vergleichen, ob Ihre Schwierigkeiten mit den Kriterien der Sozialen Phobie übereinstimmen. Im nachfolgenden Kasten finden Sie die wichtigsten Merkmale noch einmal im Überblick.

Merkmale der Sozialen Phobie im Überblick

- Anhaltende Angst in sozialen Situationen.
- Zentrale Befürchtungen:
  - Befürchtung, ein peinliches Verhalten oder peinliche Angstsymptome zu zeigen
  - Befürchtung, andere Personen nehmen Verhalten/Angstsymptom wahr und bewerten es negativ
- Bei Konfrontation mit Situation fast immer intensive Angst.
- Angst wird als übertrieben oder unvernünftig erlebt.
- Vermeidung/Durchstehen der Situation unter großer Belastung.
- Deutliche Beeinträchtigung oder Verursachung von Leiden.
- Angst hat keine somatische Ursache (z. B. Krankheiten, Medikamente).

Wenn die aufgeführten Kriterien auf Sie zutreffen, besteht die Möglichkeit, dass Sie an einer Sozialen Phobie leiden. Möglicherweise kann der Ratgeber Ihnen ein paar hilfreiche Anregungen für einen neuen Umgang mit sozialen Situationen geben. Nicht immer lässt sich ein Problem jedoch ohne fremde Hilfe lösen. Dies trifft insbesondere auf solche Menschen zu, die zur Reduktion ihrer Ängste Alkohol oder Tabletten nutzen oder auf Menschen, die gleichzeitig unter starken Depressionen leiden. In diesen Fällen raten wir Ihnen besonders dazu, professionelle Hilfe aufzusuchen.

2 Wie entsteht soziale Angst und wie kann man ihr begegnen?

Es wäre schön, wenn es auf die Frage nach der Ursache für eine Soziale Phobie eine einfache Antwort gäbe. Tatsächlich gibt es aber eine ganze Reihe von unterschiedlichen Faktoren, die das Zustandekommen einer sozialphobischen Störung wahrscheinlich machen. In Abhängigkeit davon, welchem Faktor ein besonderer Stellenwert eingeräumt wird, unterscheiden sich dann auch die verschiedenen Erklärungsansätze und Behandlungsmöglichkeiten. Das folgende Kapitel soll Ihnen einen Überblick über aktuelle Theorien zur Entstehung der Sozialen Phobie sowie den daraus abgeleiteten Behandlungen liefern.

2.1 Risikofaktoren

Aufgrund zahlreicher Forschungsarbeiten weiß man, dass es nicht eine einzige, direkte Ursache für die Soziale Phobie gibt, sondern zahlreiche Risikofaktoren, welche lediglich die Wahrscheinlichkeit für eine Person erhöhen, an einer Sozialen Phobie zu erkranken. Das lässt sich z. B. mit den Gründen für Übergewicht vergleichen: Nicht jeder, der viel isst, hat Übergewicht. Auch die Qualität der Nahrung, der individuelle Stoffwechsel, die genetische Veranlagung oder die tägliche Bewegung spielen eine Rolle und können als Risiko- oder Schutzfaktoren das Gewicht mitbestimmen.

Weil soziale Ängste meist schon in der Kindheit und Jugend beginnen, hat man sich bei der Erforschung von Risikofaktoren besonders auf die Kindheit und damit auf Kontakte in Elternhaus und Schule konzentriert. Einige Untersuchungen weisen darauf hin, dass in Familien mit sozialphobischen Kindern die Eltern selber weniger sozial eingebunden sind und die Meinung anderer Menschen einen sehr hohen Stellenwert besitzt. Auch wenn Scham als Erziehungsmethode eingesetzt wird, kann dies soziale Ängste auslösen. Wer beispielsweise als Kind von seinen Eltern zu hören bekommen hat, dass er sich schämen solle, weil sein Verhalten eine Schande für die ganze Familie sei, hat ein höheres Risiko eine soziale Phobie zu entwickeln. Es zeigt sich, dass Kinder, die *überbehütet oder sehr streng erzogen* werden, ein höheres Risiko haben, an Sozialer Phobie zu erkranken (vgl. Frau C., S. 17). Aus diesen Befunden lässt sich jedoch nicht ableiten, dass das elterliche Erziehungsverhalten verantwortlich für die Entstehung der Sozialen Phobie ist, denn auch der umgekehrte Zusammenhang ist denkbar: Ein ängstliches Kind kann bei den Eltern besonders fürsorgliches Verhalten auslösen.

Befragt man sozialphobische Erwachsene, berichtet etwa die Hälfte der Befragten, von anderen ausgeschlossen, ausgelacht oder geärgert worden zu sein. Solche *„sozial traumatisierenden" Ereignisse* sind möglicherweise ursächlich an der Entstehung der Sozialen Phobie beteiligt (vgl. Frau A., S. 17). Aber auch hier zeigen Untersuchungen mit sozialphobischen Kindern, dass es eine wechselseitige Beziehung zwischen ängstlichem Verhalten und „sozial traumatisierenden" Ereignissen zu geben scheint. Demnach werden eher solche Menschen ausgegrenzt oder beleidigt, die sich besonders schüchtern oder ängstlich präsentieren.

Für Kinder, die *negative Lebensereignisse* wie Scheidung oder psychische Krankheiten der Eltern, Familienkonflikte oder sexuellen Missbrauch erlebt haben, ist das Risiko erhöht, an einer Sozialen Phobie zu erkranken (vgl. Herrn B., S. 17). Es handelt sich hierbei jedoch nicht um einen spezifischen Risikofaktor für Soziale Phobie, sondern für psychische Erkrankungen im Allgemeinen.

Der Einfluss der Erziehung, der Lebenserfahrungen und des sozialen Umfeldes auf die Entstehung Sozialer Phobien ist gut belegt.

Dennoch zeigen viele Untersuchungen, dass die Entwicklung der Sozialen Phobie auch einem *genetischen Einfluss* unterliegt. Vererbt wird allerdings nicht direkt das Risiko, an einer Sozialen Phobie zu erkranken, sondern die Veranlagung ängstlich zu sein. Wenn Ihnen also aus dem engeren Familienkreis Angststörungen oder erhöhte Ängstlichkeit bekannt sind, liegt die Vermutung nahe, dass Ihre Soziale Phobie *auch* einen genetischen Hintergrund hat. Die Wahrscheinlichkeit, eine Soziale Phobie zu entwickeln ist v. a. für solche Menschen erhöht, die besonders schüchtern oder gehemmt sind (s. Kasten, S. 16). Aber auch hier gilt: Nicht jeder schüchterne (oder gehemmte) Mensch muss unter Sozialer Phobie leiden.

Der Begriff „Gehemmtheit“ beschreibt ein bestimmtes Muster, wie Menschen auf neue Reize reagieren. Kinder, die auf neue, unbekannte Reize mit passivem Rückzug und großer Vorsicht reagieren, haben ein erhöhtes Risiko später eine Soziale Phobie zu entwickeln. Es wird davon ausgegangen, dass diese Hemmung von Verhalten bei neuartigen Reizen biologisch festgelegt und somit vererbbar ist. Dabei erhöhen sowohl Verhaltenshemmung als auch Schüchternheit lediglich eine generelle Bereitschaft zur Entwicklung sozialer Ängste und können nicht als Ursache im eigentlichen Sinne gelten.

Vergleicht man die Gehirnaktivität von Menschen mit Sozialer Phobie mit Personen, die nicht unter sozialen Ängste leiden, zeigt sich, dass Personen mit Sozialen Phobien bei Konfrontation mit sozial bedrohlichen Reizen (ärgerlichen Gesichtern) stärkere Aktivierungen in bestimmten Gehirnregionen aufweisen als Kontrollpersonen. Diese Beobachtung lässt vermuten, dass *diese Gehirnregionen* an der Entstehung der Sozialen Phobie beteiligt sind. Darüber hinaus hat man festgestellt, dass bestimmte Medikamente Ängste reduzieren können. Da diese Medikamente den Austausch von bestimmten Botenstoffen zwischen den Nervenzellen beeinflussen, geht man davon aus, dass diese *Botenstoffsysteme (das serotonerge bzw. dopaminerge System) bei Sozialen Phobien gestört* sind. Ob die Störung der Botenstoffsysteme tatsächlich ursächlich an der Entstehung der Sozialen Phobie beteiligt ist, ließ sich jedoch noch nicht überzeugend nachweisen.

Haben Sie schon einmal überlegt, welche Faktoren Ihr persönliches Risiko erhöht haben könnten, an der Sozialen Phobie zu erkranken? Gibt es besonders ängstliche Menschen in Ihrer Verwandtschaft? Wie würden Sie das Erziehungsverhalten Ihrer Eltern beschreiben? Wie sind Ihre Eltern mit fremden Menschen umgegangen? Können Sie sich an ein belastendes Ereignis erinnern, dass die Angst ausgelöst hat? Gab es in Ihrem Leben negative Lebensereignisse, die Sie eventuell anfälliger für psychische Krankheiten gemacht haben könnten? Falls Sie eine Reihe von Risikofaktoren bei sich entdecken konnten, machen Sie sich noch einmal klar, dass diese Faktoren lediglich die Wahrscheinlichkeit für die Entstehung einer Sozialen Phobie erhöhen. Eine große Zahl von Risikofaktoren bedeutet lediglich, dass es wahrscheinlich ist, dass Sie eine psychische Störung entwickeln, nicht, dass es so sein muss. Und: Trotz vieler Risikofaktoren lässt sich die Soziale Phobie überwinden!

Fallbeispiel: Frau A.

Frau A. erinnert sich an ein Kaffeetrinken bei den Eltern ihres ersten Freundes im Alter von 16 Jahren. Sie hatte damals das Gefühl vor Nervosität zu zittern und einen sehr schlechten Eindruck zu hinterlassen. Zwar hatte ihr Verhalten keinerlei negative Konsequenzen, dennoch erinnert sie sich noch heute in vielen Situationen an damals.

Fallbeispiel: Herr B.

Herr B. ist in seiner Kindheit häufig umgezogen. Er fühlte sich als Außenseiter, anders als die anderen und wurde von den neuen Mitschülern nicht akzeptiert. Häufig schlossen sie ihn aus ihren Spielen aus. Irgendwann gab er die Versuche auf, sich zu integrieren. Nach dem Tod seines Hundes verstärkten sich seine Ängste.

Fallbeispiel: Frau C.

Frau C. berichtet, dass ihre Mutter unter starken Ängsten leidet und selten das Haus verlässt. Ihre Tante hat in sozialen Situationen Angst. Die ganze Familie neigt zu roter Gesichtsfarbe. Als Kind wurde Frau C. von ihrer Mutter sehr beschützt. Sie wohnt noch heute im Haus der Eltern.

2.2 Theorien zur Entstehung und Aufrechterhaltung Sozialer Phobien

Während Risikofaktoren lediglich aufzeigen, für wen die Wahrscheinlichkeit besonders hoch ist, eine Soziale Phobie zu entwickeln, versuchen die nachfolgenden Theorien Antworten auf die Fragen zu finden, wie Soziale Ängste tatsächlich entstehen und aufrechterhalten werden.

Theorie des sozialen Lernens

Im Rahmen dieses Ansatzes wird angenommen, dass sich soziale Ängste entwickeln, weil den Betroffenen soziale Kompetenzen wie Einfühlungsvermögen, Kritikfähigkeit oder Selbstvertrauen fehlen. Ein Grund für die ungenügenden sozialen Fähigkeiten könnte sein, dass den Betroffenen keine Vorbilder zur Verfügung standen, wie man sich in sozialen Situationen adäquat verhalten kann. Wegen ihrer fehlenden Kompetenzen gehen diese Personen davon aus, dass sie in sozialen Situationen versagen werden und entwickeln daraufhin starke Ängste. Folgt man dieser Argumentation, ist zur Reduktion sozialer Ängste das Erlernen angemessener sozialer Verhaltensweisen die Methode der Wahl. Dabei sollen Patienten z. B. lernen, Wünsche und Bedürfnisse zu äußern, angemessen mit Kritik umzugehen oder Kontakte herzustellen und zu halten. Solche „sozialen Kompetenztrainings" sind in Deutschland bis heute der populärste Behandlungsansatz.

Was auf den ersten Blick schlüssig erscheint, hat der wissenschaftlichen Überprüfung jedoch nicht standgehalten. Menschen mit Sozialer Phobie besitzen in der Regel nicht weniger soziale Fähigkeiten als gesunde Kontrollpersonen. Eher scheint es so zu sein, dass die sozialen Fähigkeiten durchaus vorhanden sind, aufgrund der starken Angst aber blockiert werden.

> Therapieziel nach der Theorie des Sozialen Lernens: Die Patienten sollen kompetentes Verhalten erlernen, um vorhandene Defizite auszugleichen.

Psychodynamische Erklärungsansätze

Im Rahmen der psychodynamischen Theorien werden Beziehungserfahrungen der frühesten Kindheit für die Entstehung der Sozialen Phobie verantwortlich gemacht. Psychodynamiker gehen davon aus, dass Angst entsteht, wenn verschiedene Bedürfnisse einer Person in Konflikt miteinander geraten. Wenn beispielsweise der Wunsch eines Kindes nach Selbstständigkeit dazu geführt hat, von der Mutter mit Liebesentzug bestraft zu werden, entsteht ein starker Konflikt zwischen dem Wunsch der Betroffenen nach Selbstständigkeit und der Angst vor den negativen Reaktionen anderer Menschen. Ein ähnliches Beispiel wäre ein Kind, welches den Wunsch hatte, vom Vater für sein Flötenspiel bewundert zu werden, jedoch nur Spott erntete. Aus solchen Situationen kann sich ein Konflikt entwickeln zwischen dem Wunsch nach Aufmerksamkeit und der Angst vor Demütigung.

Ein anderer psychodynamischer Ansatz geht davon aus, dass bestimmte psychische Strukturen oder Funktionen (z. B. das Urteilen, das Erinnern, das Überprüfen der Realität) nicht ausreichend entwickelt sind, wodurch die Betroffenen innere Unsicherheit erfahren. Kommt es zur Trennung von wichtigen Bezugspersonen, die üblicherweise Sicherheit geben oder steuernde und lenkende Funktionen erfüllen, fühlen sich die Betroffenen bedroht und erleben ausgeprägte Angst vor Selbstverlust.

Eine auf psychodynamischen Ideen basierende Therapie zur Behandlung von Sozialer Phobie beinhaltet stützende und deutende Elemente. Stützende Interventionen sollen Fähigkeiten des Patienten stärken, die ihm entweder aufgrund von akuten Belastungen vorübergehend nicht zur Verfügung stehen, oder die nicht in ausreichendem Maße entwickelt sind. Zu den stützenden Interventionen gehören z. B. der Aufbau einer hilfreichen therapeutischen Beziehung, das Erarbeiten von Zielen, Realitätsprüfungen, Ratschläge, Lob und Anerkennung. Deutende Interventionen dienen dazu, dass eigene Erleben besser zu verstehen. Eine Deutung soll unbewusste Phänomene bewusst machen, d. h. der Therapeut versucht nicht nur die vordergründige Angst zu betrachten, sondern arbeitet daran, auch die dahinterstehenden, konflikthaften Bedürfnisse des Patienten zu verstehen. Berichtet ein Patient beispielsweise von seiner Prüfungsangst, könnte der Therapeut anhand der Informationen, die er über die lebensgeschichtlichen Zusammenhänge des Patienten erhalten hat, deuten, dass die Angst sich eventuell nicht nur auf das mögliche Versagen in der Prüfung bezieht, sondern auch darauf, ein gutes Gelingen der Prüfung könnte Missgunst bei den Kollegen auslösen und zu Ablehnung führen. Die Angst entstünde in diesem Fall durch den Konflikt zwischen dem Bedürfnis nach Erfolg in der Prüfung und dem Bedürfnis nach Anerkennung von den Kollegen. Durch Deutungen soll der Patient die wiederkehrenden Konflikte verstehen, die seiner Angst zugrunde liegen und sie aufrechterhalten.

Therapieziel der psychodynamischen Behandlung: Die Patienten sollen ihre unbewussten Ängste und Bedürfnisse verstehen, um Änderungen ungünstiger Reaktionen möglich zu machen.

Verhaltenstherapeutische Erklärungsansätze

Die Vertreter der traditionellen Verhaltenstherapie gehen davon aus, dass jedes Verhalten durch Erfahrung gelernt wird. Wer z. B. vom Lehrer vor den Mitschülern verspottet wurde und dabei starke Angst und Scham erlebte, wird in ähnlichen Situationen erneut Angst haben. Im Mittelpunkt zu stehen ist für ihn nun eng verknüpft mit negativen Gefühlen. Dieser Lernmechanismus wird Klassische Konditionierung genannt. Gegen diese Annahme spricht die Beobachtung, dass sich nur etwa die Hälfte der Betroffenen als Erwachsene an solche Konditionierungserlebnisse erinnern kann.

Um keine Angst mehr erleben zu müssen, vermeiden Menschen mit Sozialer Phobie Situationen, die dem „traumatisierenden Erlebnis“ ähnlich sind. So bleiben sie z. B. Gruppen fern oder sprechen nicht vor anderen. Jedes mal, wenn jemand aus einer Angst auslösenden Situation flüchtet, sinkt seine Angst und er lernt, dass es vordergründig hilfreich ist, sich den gefürchteten Situationen nicht zu stellen. Dieses Lernprinzip nennt man Operante Konditionierung. Gleichzeitig bleibt jedoch die Soziale Phobie bestehen, weil die Betroffenen keine neuen korrigierenden Erfahrungen machen können. Sie können kein neues Verhalten lernen. In der Therapie werden die Betroffenen angeleitet, sich wieder mit den gefürchteten Situationen auseinander zu setzen. Dadurch bekommen sie die Gelegenheit, neue Erfahrungen zu machen und umzulernen, wodurch auch die Angst geringer wird.

Therapieziel der verhaltenstherapeutischen Behandlung: Die Patienten sollen sich ihren Ängsten stellen, um ungünstige Lernprozesse umzukehren.

Kritiker dieses Erklärungsansatzes weisen jedoch darauf hin, dass sich viele Situationen im Alltag gar nicht vermeiden lassen. Menschen mit Sozialer Phobie ertragen sie täglich unter großer Angst, ohne dass dies zu einer Verringerung der Angst führen würde. Dieses Argument zeigt, dass die Theorie der Verhaltenstherapie die Soziale Phobie nur unvollständig erklären kann.

Eine Weiterentwicklung der vorgestellten Theorie, die kognitive Verhaltenstherapie, geht davon aus, dass psychische Probleme durch Gedanken und die Art und Weise, wie der Mensch seine Umwelt interpretiert, aufrecht erhalten werden. Die Gedanken und Interpretationen beeinflussen dann die Gefühle und das Verhalten. Stellen Sie sich vor, jemand hält einen Vortrag und bemerkt, dass ein Zuhörer lacht. Der sozialphobische Referent wird nun typischerweise denken: „Ich habe etwas Falsches gesagt, oder man sieht mir an, dass ich schwitze. Die anderen merken jetzt, dass ich unsicher bin und halten mich für unfähig“. Diese Gedanken führen dazu, dass die Person sich immer unsicherer und ängstlicher fühlt. Sie konzentriert sich immer mehr darauf, bloß keinen Fehler zu machen, prüft unentwegt die Reaktionen des Publikums und kommt schließlich tatsächlich mit ihrem Text durcheinander. Diese Gefühle und das resultierende Verhalten beeinflussen nun wiederum die Gedanken: „Jetzt mache ich ja alles falsch. Die anderen müssen denken, dass ich total unfähig bin. Ich werde hier nie wieder als Referent eingeladen.“ Erneut wirkt dieser Gedanke auf die Gefühle, die Konzentration und das Verhalten. Ein ungünstiger Teufelskreis entsteht (vgl. Abbildung 1).

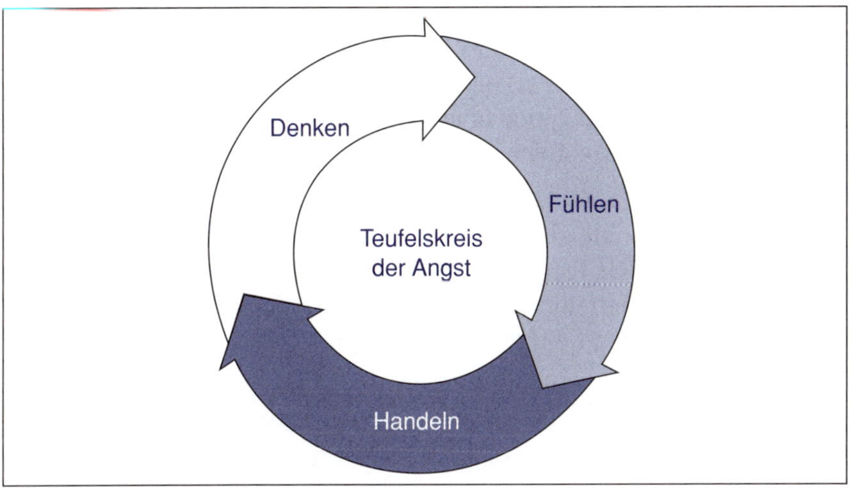

Abbildung 1: Teufelskreis der Angst

Ziel der kognitiven Therapie ist es, solche problematischen Gedanken und Verhaltensweisen aufzuspüren und aktiv Veränderungen anzustreben, die es Betroffenen mit der Zeit wieder ermöglichen, vermiedene soziale Situationen gelassener aufzusuchen. Dieser Therapieansatz ist für die Soziale Phobie wissenschaftlich besonders gut untersucht und gilt derzeit als wirksamste Behandlungsmethode für Soziale Phobie. Aus diesem Grund stellen wir Ihnen die daraus abgeleitete Therapie in den kommenden Kapiteln detailliert vor.

Therapieziel der kognitiven Behandlung: Die Patienten lernen, ihre Aufmerksamkeit ganz auf die soziale Situation zu konzentrieren, um sich nicht durch ungünstige Gedankenmuster in negative Teufelskreise aus Denken, Fühlen und Handeln zu verstricken.

Neurobiologische Erklärungsansätze

Bei der Auflistung der Risikofaktoren (vgl. Abschnitt 2.1) wurde bereits erläutert, dass auch Veränderungen bestimmter Gehirnregionen und Abweichungen bei der Ausschüttung wichtiger Botenstoffe zwischen den Nervenzellen an der Entstehung und Aufrechterhaltung der Sozialen Phobie beteiligt sind. Aus diesen Beobachtungen leiten sich die medikamentösen Behandlungsmöglichkeiten ab. In Übersichtsarbeiten zu psychopharmakologischen Behandlungsansätzen bei Sozialen Phobien erweisen sich bestimmte Medikamente, sogenannte selektive Serotonin-Wiederaufnahme-Hemmer (SSRI), als bevorzugte Option unter den medikamentösen Behandlungen, während der Einsatz von Benzodiazepinen in der Praxis aufgrund des hohen Suchtpotenzials eher kritisch gesehen wird.

Die Arzneimittelkommission der deutschen Ärzteschaft empfiehlt bei Sozialer Phobie die SSRIs Paroxetin (20 bis 50 mg/Tag), Fluvoxamin (100 bis 300 mg/Tag) oder Sertralin (50 bis 150 mg/Tag); oder den reversiblen MAO-Hemmer Moclobemid (300 bis 600 mg/Tag).

Therapieziel medikamentöser Behandlung: Die Veränderung der Konzentration bestimmter Botenstoffe im Gehirn zur Verringerung von Angstgefühlen.

2.3 Für welche Behandlung soll man sich entscheiden?

Menschen, die auf der Suche nach Hilfe für seelische Probleme sind, sehen sich häufig mit einer undurchschaubaren Menge unterschiedlicher Anbieter konfrontiert. An wen soll man sich wenden? Hausärzte, Psychiater, Psychologen, Selbsthilfegruppen, Heilpraktiker, Coaches, Seelsorger und viele andere bieten ihre Dienste an. Der Hausarzt kann ein guter Ansprechpartner sein, wenn Sie noch keine Vorstellung davon haben, welche Behandlung für Sie die richtige sein könnte. Wer schon überzeugt ist, dass er sich in psychologische Behandlung begeben möchte, kann auch direkt einen Psychologen konsultieren.

In großer Abhängigkeit von der Person oder Berufsgruppe, die man aufgesucht hat, verläuft eine geplante Therapie sehr unterschiedlich. Aus diesem Grund kann es sehr wichtig sein, sich vorab zu informieren und Gedanken zu machen, welche Form der Behandlung für einen selbst die richtige sein könnte.

Die Wissenschaft versucht durch Studien, in denen sie die Wirksamkeit verschiedener Behandlungen miteinander vergleicht, den Einzelnen bei der Entscheidung für die richtige Therapieform zu unterstützen.

Wirksamkeitsnachweise liegen sowohl für (kognitiv-)verhaltenstherapeutische Methoden als auch für eine Reihe von Medikamenten vor. Dagegen ist die Wirksamkeit psychodynamischer Ansätzen bei Sozialen Phobien bislang wenig untersucht. Dies bedeutet nicht zwangsläufig, dass sie weniger hilfreich sind, ihre Effektivität ist jedoch wissenschaftlich noch nicht ausreichend belegt worden.

Vergleicht man die kognitive Verhaltenstherapie mit der medikamentösen Behandlung mit SSRIs, so ist der psychologische Ansatz dem pharmakologischen sowohl kurzfristig als auch langfristig überlegen. Besonders langfristig zeigen sich bei der Behandlung mit kognitiver Psychotherapie stärkere Effekte und eine deutlich geringere Rückfallrate. Durch eine Kombination von psychologischer und medikamentöser Behandlung werden keine zusätzlichen Effekte erreicht.

Ebenfalls wissenschaftlich belegt ist, dass Therapien besonders dann hilfreich sind, wenn Patienten sie mit einer gewissen „Hoffnung auf Erfolg“ starten, wenn sie also dem Therapieansatz zutrauen, Änderungen zu bewirken. Wer davon ausgeht, dass ein Verständnis der Ursachen nicht weiterhilft, wird von einer psychodynamischen Therapie nicht so gut profitieren, wie jemand, der sich vorstellen kann, dass eine tiefere Auseinandersetzung mit der eigenen Person ihn voranbringen kann. Wer davon ausgeht, dass die

Ursachen der eigenen Ängste in der Kindheit zu finden und zu lösen sind, wird sich auf eine Therapie, die aktuelle Schwierigkeiten in den Mittelpunkt rückt, nicht so gut einlassen können, wie jemand, der die Vorstellung hat, dass nur konkrete Veränderungen in der Gegenwart zu dauerhaften Verbesserungen führen können.

Es ist wertvoll, sich bei der Wahl der geeigneten Behandlungsmethode auch von den eigenen Vorstellungen über Krankheit und Gesundheit leiten zu lassen.

Für die meisten Behandlungen in der Praxis gilt vermutlich, dass sie selten so polarisiert durchgeführt werden, wie hier dargestellt. Verhaltenstherapeuten werden sich immer auch für die lebensgeschichtliche Entstehung der Erkrankung interessieren, und viele Psychodynamiker werden ihre Patienten auch zu Übungen im gegenwärtigen Alltag anleiten.

Forschungsergebnisse zeigen immer wieder, dass ein besonders wichtiger Faktor bei der erfolgreichen Behandlung einer psychischen Störung die Qualität der Beziehung ist, die sich zwischen einem Patienten und seinem Therapeuten entwickelt. Versuchen Sie also zu erspüren, ob Sie sich die Zusammenarbeit mit dem Arzt oder Therapeuten, den Sie aufgesucht haben, vorstellen können. Häufig lässt sich das nicht nach einer Sitzung sagen. Glücklicherweise sind die Krankenkassen in Deutschland auf dieses Phänomen vorbereitet und ermöglichen es den Patienten, ihren Therapeuten in fünf Therapiestunden zunächst kennen zu lernen, ehe sie sich für die Beantragung einer gesamten Therapie entscheiden müssen. Machen Sie von diesem Recht Gebrauch.

Wir wollen Ihnen den typischen Ablauf einer kognitiven Therapie vorstellen (vgl. Kapitel 3), weil diese sich bei der Behandlung von sozialen Ängsten als besonders effektiv erwiesen hat. Untersuchungen zeigen, dass sich Patienten am Ende der Therapie in den zuvor gefürchteten Situationen deutlich weniger ängstlich fühlen. Darüber hinaus eignet sich der Therapieansatz der kognitiven Verhaltenstherapie auch besonders gut zur Selbsthilfe, weil die verwendeten Konzepte leicht nachvollziehbar sind und weil sie vom Patienten viel Eigeninitiative und aktives Engagement verlangen. Dies kann Ihnen die Möglichkeit geben, Anregungen, die Sie dem Buch entnehmen, in Ihrem Lebensalltag auszuprobieren.

3 Was passiert in einer Therapie? – Die Behandlung von Sozialen Phobien in der kognitiven Verhaltenstherapie nach Clark und Wells

Was passiert eigentlich in einer Therapie? In der kognitiven Verhaltenstherapie besteht die Rolle des Therapeuten darin, den Patienten zu motivieren, neue Erfahrungen zu sammeln, um angsterzeugende und aufrechterhaltende Sichtweisen und Verhaltensmuster zu verändern. Er kann auf ungünstige Verarbeitungsprozesse hinweisen und Vorschläge machen, welche Verhaltensweisen günstiger sein könnten. Er kann Techniken vermitteln, mit deren Hilfe der Betroffene testen kann, welche Lösung für ihn die richtige ist. Es liegt dabei immer auch in der Verantwortung des Patienten, seine Sichtweise der Probleme einzubringen, die Vorschläge des Therapeuten aufzugreifen und für sich nutzbar zu machen.

3.1 Erster Schritt: Angstprozesse verstehen

3.1.1 Diagnostik

Jede Therapie beginnt mit einer ausführlichen Erfassung der aktuellen Schwierigkeiten und ihrer biografischen Entwicklung. Um eine sichere Diagnose stellen zu können, wird der Therapeut Sie zunächst berichten lassen, welchen Anlass es für Sie gab, seine Hilfe in Anspruch zu nehmen. Sie können Ihre Schwierigkeiten aus Ihrer persönlichen Sichtweise schildern. Darüber hinaus wird er Ihnen auch Fragen zu ganz anderen Problembereichen stellen, die Sie möglicherweise von sich kennen. Dadurch soll ausgeschlossen werden, dass andere Probleme, die eventuell auch noch vorhanden sind, die Therapie behindern. Dies könnte z. B. der Fall sein, wenn zusätzlich zur Sozialen Phobie auch ein Alkoholmissbrauch vorliegt. Erkennt man diesen nicht rechtzeitig, kann es passieren, dass der Betroffene zwar Übungen, die in der Therapie besprochen werden, zuhause durchführt, sich dabei aber jedes Mal zuvor Mut antrinkt. Dadurch kann er letztlich nicht erfahren, wie die Übung ohne Alkohol funktioniert hätte und blockiert so den eigenen

Therapieerfolg. Kennen Patient und Therapeut die Probleme oder Besonderheiten, die zusätzlich zur Sozialen Phobie bestehen, können diese sinnvoll in den Therapieablauf mit einbezogen werden. Aus diesem Grund wird der Therapeut auch eine Reihe von Fragen zu Ihrer Kindheit und Jugend, Ihrer privaten und beruflichen Laufbahn, sowie Ihrem momentanen familiären, sozialen und professionellen Umfeld stellen. Wie viel Sie an dieser Stelle schon von sich mitteilen möchten, bleibt dabei selbstverständlich immer Ihnen überlassen.

3.1.2 Ziele formulieren

Wie bei allen Verhaltensänderungen, sei es gesundes Essverhalten, Rauchstopp oder regelmäßiger Sport, lässt die anfängliche Motivation oft nach, wenn Erfolge nicht sofort sichtbar werden. Dies ist meist auch in der Therapie oder Selbsthilfe nicht anders. Um diesem Effekt vorzubeugen, ist es hilfreich, die eigenen Ziele möglichst klar vor Augen zu haben. Das erhöht die Motivation auch bei einem möglichen Zwischentief. Ihr Therapeut wird Sie dabei unterstützen festzuhalten, was Sie in der Therapie genau erreichen möchten. Was erwarten Sie von der Behandlung? Was genau möchten Sie ändern? Dabei sollten Sie beachten, dass es ganz normal ist, in bestimmten Situationen aufgeregt oder nervös zu sein. Es ist also sicherlich eine unrealistische Hoffnung, nie wieder ängstlich sein zu wollen. Dennoch ist es ein nützliches Ziel, wenn Sie sich durch Ihre Angst nicht mehr so stark in Ihrem Leben beeinträchtigen lassen wollen. Was stört Sie am meisten an Ihrer Angst? Wie sollte sich Ihr Leben ändern? Was würden Sie gerne tun können, was Sie aufgrund der Angst im Augenblick nicht tun können? Versuchen Sie, Ihre Änderungswünsche so genau wie möglich zu formulieren.

Fallbeispiel: Frau A.

- Ich möchte Kundengespräche führen können, ohne dauernd an das Zittern denken zu müssen.
- Ich möchte in einer Kneipe Wein bestellen können, selbst wenn bei einem langstieligen Weinglas die Gefahr zu zittern recht hoch ist.
- Ich möchte ruhig schlafen können.

Fallbeispiel: Herr B.

- Ich möchte mich mit Menschen unterhalten, ohne dauernd darüber nachzudenken, wie ich auf sie wirke.
- Ich möchte Frauen ansprechen und kennenlernen können.
- Ich möchte mich vor einem Gespräch nicht tagelang mit ängstlichen Gedanken quälen.

Fallbeispiel: Frau C.

- Ich möchte endlich wieder Freunde treffen.
- Ich möchte einen neuen Job beginnen.
- Ich möchte rot werden können, ohne dass ich mir darüber so viele Gedanken mache.

3.1.3 Die Angst verstehen: Entwicklung eines persönlichen Störungsmodells

Wieso habe ausgerechnet ich diese Ängste? Weshalb sind sie gerade im Augenblick so stark? Warum treten sie in manchen Situationen auf, während ich in anderen fast gar kein Problem habe? Solche und ähnliche Fragen haben Sie sich vermutlich schon oft gestellt. Bei diesem Therapieschritt geht es darum, eine Antwort zu finden, weshalb Ihre Ängste auftreten und nicht einfach wieder verschwinden. Die Angst zu verstehen und ein persönliches Erklärungsmodell zu entwickeln ist der erste Schritt auf dem Weg zur Erreichung der Therapieziele!

Entscheidend ist es herauszufinden, was bei Ihnen persönlich in einer belastenden Situation geschieht. Weil viele dieser Prozesse automatisch ablaufen und den Betroffenen oft gar nicht bewusst sind, haben wir zu einigen Aspekten Listen zusammengestellt, in denen Sie Situationen, Gedanken, Angstsymptome oder Verhaltensweisen finden können, die vielleicht auf Sie zutreffen.

Falls Sie während des Lesens Ihr persönliches Angstmodell entwickeln wollen, können Sie dazu auch das Arbeitsblatt 1 (vgl. Anhang, S. 79) nutzen.

Angstsituation

Auch wenn die Ursachen für die Entstehung einer Sozialen Angst oft in der Vergangenheit liegen, lässt sich die erwünschte Veränderung nur in der *gegenwärtigen* Situation erreichen! Deshalb wird Ihr Therapeut Sie anleiten, die Entstehung und Aufrechterhaltung Ihrer Angst in einer ganz konkreten Situation genau zu untersuchen, um Ihr individuelles Angstmodell zu entwickeln. Typische sozialphobische Situationen finden Sie in der Beispielliste „Situationen" im folgenden Kasten.

Beispielliste: Situationen

- In der Öffentlichkeit bestimmte Handlungen durchführen (einen Vortrag halten, essen, trinken, schreiben, telefonieren ...).
- Im Mittelpunkt der Aufmerksamkeit stehen (in öffentlichen Verkehrsmitteln anderen gegenübersitzen, beim Betreten eines Raums auffallen, die eigene Meinung in einer Gruppe äußern, Gastgeber sein ...).
- Kontaktsituationen (Gespräch oder Treffen mit fremden Personen, mit bekannten Personen, mit attraktiver Person des anderen Geschlechts ...).
- Vor anderen peinliche Symptome zeigen (Zittern, Erröten, Schwitzen).
- In (mündlichen) Prüfungen bewertet werden (kritisiert werden, mit Autoritätspersonen Kontakt haben ...).

In der Verhaltenstherapie sollen Betroffene häufig auf einer zehnstufigen Skala angeben, wie hoch ihre Angst in bestimmten Situation war (s. a. Fallbeispiele, S. 29). Dabei bedeutet die Null: „Ich hatte gar keine Angst". Zehn bedeutet: „Meine Angst war extrem hoch." Die Intensität von Gefühlen in Zahlen auszudrücken, wirkt auf manche Menschen zunächst befremdlich. Dennoch hat sich diese Vorgehensweise bewährt, weil Sie hierdurch gezwungen sind, sich genauer wahrzunehmen, und so auch kleine Unterschiede und erste Fortschritte gut sichtbar gemacht werden können.

Fallbeispiel: Frau A.

Frau A. fällt sofort die Situation ein, in der sie mit einem wichtigen Kunden bei einem Geschäftsgespräch saß. Seine Sekretärin servierte einen Kaffee. Sofort verspürte Frau A. starke Angst (9).

Fallbeispiel: Herr B.

Herr B. erinnert sich an einen Kneipenbesuch. Er war mit einem Freund verabredet, der noch einen Kumpel mitbringen wollte, den Herr B. noch nicht kannte. Schon als er das Haus verließ bemerkte er seine Angst vor dem Fremden (6). In der Kneipe stieg die Angst auf 9.

Fallbeispiel: Frau C.

Frau C. hatte starke Angst (8), als sie im Supermarkt an der Kasse längere Zeit nach dem richtigen Kleingeld fischen musste und dabei errötete. Hinter ihr warteten vier Personen in der Schlange. Der Kassierer schaute ihr ins Gesicht.

Gedanken

Als nächstes wird sich Ihr Therapeut dafür interessieren, was Sie in Angstsituationen denken. Dabei achtet er auf zwei Aspekte: Zum einen wird er wissen wollen, (a) was Sie befürchten, was schlimmstenfalls passieren könnte und (b) was Sie vermuten, wie die anderen Menschen in diesem Fall über Sie denken werden.

Fallbeispiel: Frau A.

Sobald Frau A. die Kaffeetasse sah, schoss ihr die Befürchtung in den Kopf: „Hoffentlich muss ich nicht zittern (a). Wenn mein Gesprächspartner sieht, dass ich zittere, dann wird er mich für nervös und inkompetent halten (b)! Vielleicht glaubt er, dass ich alkoholabhängig bin, oder eine neurologische Krankheit habe (b). Ich werde keinen Vertragsabschluss hinbekommen."

Fallbeispiel: Herr B.

Herr B. stellte sich beim Verlassen der Wohnung vor, wie er mit seinem Freund und dessen Kumpel in der Kneipe sitzen wird: „Ich werde nichts zu sagen haben (a). Die anderen werden mich langweilig finden (b)." In der Kneipe war er mit folgenden Gedanken beschäftigt: „Ich mache dauernd so lange Gesprächspausen (a). Die anderen werden denken, dass ich nichts zu sagen habe oder dass ich total überheblich bin (b)."

Fallbeispiel: Frau C.

Frau C. denkt: „Ich bin bestimmt knallrot (a). Die anderen werden sich fragen, weshalb ich rot werde und so lange brauche. Sie denken sicherlich, dass ich total unfähig bin (b). Vielleicht denkt der Kassierer, dass ich rot werde, weil ich etwas vor ihm verberge (b), z. B. dass ich etwas aus dem Laden schmuggeln will."

Die Gedanken spielen eine sehr wichtige Rolle für die Entstehung und Aufrechterhaltung der Angst in einer belastenden Situation. Stellen Sie sich einen Augenblick vor, Sie könnten die Situation aufsuchen, ohne dass Sie diese Befürchtungen im Kopf hätten: Wäre die Angst dann noch vorhanden? Wie würden Sie sich fühlen?

Beispielliste: Gedanken

- Ich werde nichts mehr sagen können.
- Ich bin unzulänglich.
- Ich bin unsympathisch.
- Ich werde Blödsinn reden.
- Ich werde zittern, ohne es kontrollieren zu können.
- Ich bin minderwertig.
- Die Leute werden mich anstarren.

- Ich werde es nicht schaffen, mich zu konzentrieren.
- Ich bin lächerlich.
- Ich werde nicht richtig schreiben können.
- Die Leute werden mich ablehnen.
- Die Leute sind nicht an mir interessiert.
- Ich werde vor Angst erstarren.
- Die Leute werden mich nicht mögen.
- Ich werde Dinge fallen lassen oder verschütten.
- Ich bin angreifbar.
- Ich werde rot.
- Die Leute werden sehen, dass ich nervös bin.
- Ich bin merkwürdig/anders als die anderen.
- Die Leute denken, ich bin langweilig.

Angstsymptome

Im kognitiv-verhaltenstherapeutischen Erklärungsmodell wird davon ausgegangen, dass Gedanken sehr direkten Einfluss auf das körperliche und seelische Befinden haben. Deswegen wird Ihr Therapeut nun mit Ihnen gemeinsam schauen, welche Körpersymptome bei Ihnen auftreten, wenn Sie bestimmte Befürchtungen haben.

Fallbeispiel: Frau A.

Kaum hatte Frau A. sich vorgestellt, dass ihr Gesprächspartner sie für unfähig halten könnte, begann ihr Herz zu rasen. Sie bemerkte, wie ihre Hände zitterten und musste sich den Schweiß von den Händen wischen. Sie spürte starke Angst. Gleichzeitig ärgerte sie sich über ihr eigenes Verhalten.

Fallbeispiel: Herr B.

Herr B. spürte eine starke Unruhe. Er hatte den Eindruck, einen Kloß im Hals zu haben. Er war dankbar zu sitzen, weil seine Knie ganz weich waren.

Fallbeispiel: Frau C.

Als Frau C. sich vorstellte, dass die anderen sie für eine Diebin halten könnten, schoss ihr das Blut ins Gesicht. Sie atmete hastig und begann zu zittern. Sie fühlte sich panisch.

Die Gedanken haben einen starken Einfluss auf den Körper. Das können Sie auch durch ein kleines Experiment überprüfen: Stellen Sie sich für einen Moment lebhaft vor, sie müssten in fünf Minuten eine gefürchtete Situation erneut aufsuchen. Wie reagiert Ihr Körper auf diese Vorstellung?

Beispielliste: Angstsymptome

- Hitzewallung
- Stottern
- Erröten
- Zittern
- Feuchte Hände
- Herzklopfen
- Schwitzen
- Schwindel
- Muskelspannung
- Unkonzentriertheit
- Muskelzucken
- Denkblockaden
- Mundtrockenheit
- Gedankenleere

Allerdings beeinflussen nicht nur die Gedanken den Körper, auch umgekehrt kann das Auftreten von Körpersymptomen Gedanken auslösen oder verstärken. Dadurch kann ein ungünstiger Teufelskreis entstehen, bei dem sich Angst auslösende Gedanken und Körpersymptome immer weiter aufschaukeln (vgl. Abbildung 2).

Selbstaufmerksamkeit

Hat sich ein solcher Teufelskreis entwickelt, fällt es den meisten Menschen mit Sozialer Phobie schwer, sich noch auf die eigentlichen Anforderungen in der Situation zu konzentrieren. Statt dessen richten sie ihre Aufmerksamkeit ganz auf ihre Körpersymptome und die quälenden Gedanken. Ihr Therapeut wird versuchen, mit Ihnen gemeinsam zu ermitteln, worauf Sie Ihre Aufmerksamkeit in Angstsituationen richten.

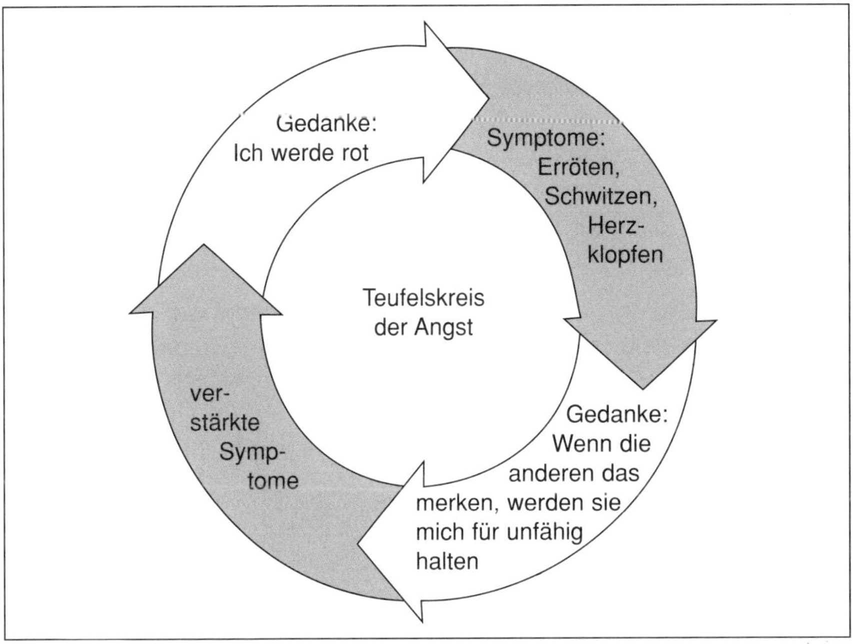

Abbildung 2: Gedanken und Symptome schaukeln sich gegenseitig auf

Wenn Sie Ihre Aufmerksamkeit ganz auf sich selbst richten, wird es Ihnen schwer fallen wahrzunehmen, was in der Situation geschieht. Dadurch werden Sie sich auch weniger auf Ihre Umgebung konzentrieren können und möglicherweise nicht mitbekommen, wie andere tatsächlich auf Sie reagieren. Die Konzentration auf Ihre Gefühle und Gedanken kann Fehleinschätzungen begünstigen, die Ihre Ängste verstärken und aufrechterhalten.

Dabei werden viele Betroffene nicht nur durch die hohe Selbstaufmerksamkeit vom äußeren Geschehen abgelenkt, sondern sie beschäftigen sich zusätzlich noch mit der Vorstellung davon, wie sie wohl auf andere wirken (vgl. Beispiel Herr B. und Frau C.). Sie haben häufig ein konkretes Bild vor Augen, wie sie ihrer Meinung nach von anderen wahrgenommen werden. Viele Menschen mit Sozialer Phobie haben eine ziemlich unrealistische Vorstellung davon, wie sie auf andere wirken (winzig wie ein Zwerg, rot wie ein Feuermelder, blass wie ein Leichentuch). Manchmal kann es sich bei dieser Vorstellung des eigenen Erscheinens auch um eine akustische Vorstellung handeln (also z. B. „Ich höre mich an wie eine hängen gebliebene Schallplatte"; „quäkend wie ein Frosch"; „wie jemand mit Raucherhusten"). Diese Vorstellung steht in engem Zusammenhang mit der Aufmerksamkeit, denn häufig ist sie auf diese düsteren Bilder gerichtet. Die Fantasie überdeckt die Realität und da die Kapazität der Aufmerksamkeit begrenzt ist, kann nicht überprüft werden, wie denn die Situation nun tatsächlich abläuft.

Fallbeispiel: Frau A.

Frau A. richtete ihre Aufmerksamkeit zu 80 Prozent auf sich selbst. Immer wieder ging ihr der Gedanke durch den Kopf: „Du darfst nicht zittern!" Sie scannte ihren Körper permanent nach Anzeichen von Unruhe, die der Gesprächspartner bemerken könnte.

Fallbeispiel: Herr B.

Herr B. war mit seiner Aufmerksamkeit zu 90 Prozent bei sich selbst. Besonders in den Gesprächspausen überlegte er angestrengt, was er wohl sagen könnte und malte sich aus, wie er wohl auf die anderen wirke. Er sah sich selbst, „stumm wie ein Fisch" am Tisch sitzen.

Fallbeispiel: Frau C.

Frau C. war mit ihrer Aufmerksamkeit zu 60 Prozent bei sich. Sie nahm wahr, wie ihr das Blut in den Kopf schoss und konzentrierte sich sehr darauf, ihren Atem zu beruhigen, um die Aufregung etwas zu reduzieren. Vor ihrem inneren Auge sah sie sich selbst „krebsrot" zwischen den normalgesichtigen Kunden in der Schlange stehen.

Sicherheitsverhalten

Der Aspekt des Sicherheitsverhaltens ist ein weiterer Faktor, der die Angst aufrecht erhält und einen Schlüssel zur Veränderung bietet: Betrachtet man das Modell bis hierhin, fällt auf, wie sehr sich die Befürchtungen, die in sozialen Situation auftreten können, auf den Körper, die Gefühle und auf die Aufmerksamkeit auswirken. Die Gedanken sind offensichtlich bedrohlich genug, um eine ganze Reihe von unangenehmen und ungünstigen Prozessen in Gang zu setzen. Und genau weil die Gedanken so bedrohlich sind, versuchen die meisten Menschen mit Sozialer Phobie um jeden Preis zu verhindern, dass ihre Befürchtungen eintreten. All die Techniken, die sie einsetzen, um zu verhindern, dass die befürchtete Blamage tatsächlich eintritt, werden Sicherheitsverhalten genannt, weil sie dem Betroffenen ein sicheres Gefühl verschaffen sollen. Dabei werden manche Verhaltensweisen ganz bewusst eingesetzt, andere laufen eher automatisch ab und sind deswegen nicht so einfach zu identifizieren.

Fallbeispiel: Frau A.

Frau A. versucht das Zittern zu verhindern, indem sie zwei Hände an die Tasse führt, die Unterarme aufstützt, nur trinkt, wenn das Gegenüber wegschaut und die Tasse nicht sehr voll macht. Falls sie doch zittert, versucht sie unauffällig Rechtfertigungen dafür zu suchen: „Ist das aber kalt hier.“

Fallbeispiel: Herr B.

Um zu verhindern, dass die anderen ihn langweilig finden, überlegt Herr B. sich schon vor einem Treffen genau, was er sagen könnte, vermeidet Gesprächspausen, stellt viele Fragen, damit sein Gegenüber viel redet und trinkt Alkohol, um locker zu sein.

Fallbeispiel: Frau C.

Um das Erröten zu verhindern, trägt Frau C. viel Make-up und hoch geschlossene Pullover. Wenn sie den Eindruck hat rot zu sein, wendet Sie sich vom Gesprächspartner ab, öffnet ihre Haare, um das Gesicht zu verdecken und sucht nach Vorwänden, um sich im Bad frisch machen zu können.

Ausgeprägtes Sicherheitsverhalten hat unterschiedliche Konsequenzen:

- Betroffene fühlen sich für eine kurze Zeit etwas weniger ängstlich. Dies erleben sie als Erleichterung – aber sie bleiben in der Defensive!

- Sie richten ihre Aufmerksamkeit noch stärker auf sich selbst. Dadurch werden sie von ihrer eigentlichen Aufgabe abgelenkt, z. B. wenn jemand in einer Unterhaltung genau überprüft, ob er den Blickkontakt lang genug aufrechterhält, um nicht unhöflich zu wirken, bekommt er vermutlich nicht alle Gesprächsinhalte wirklich mit. Möglicherweise führt gerade das Sicherheitsverhalten sogar dazu, dass diese Person besonders auffällig wirkt, z. B. könnte sich das Gegenüber durch den ständigen Blickkontakt angestarrt fühlen. Auf diese Weise können die Befürchtungen und Symptome sogar noch verstärkt werden.
- Sicherheitsverhaltensweisen behindern die Wahrnehmung der Situation. Weil Betroffene so sehr damit beschäftigt sind, wie sie auf andere wirken (hohe Selbstaufmerksamkeit) und wie die befürchtete Blamage abgewendet werden kann (Sicherheitsverhalten), bemerken sie nicht, was in der Situation wirklich abläuft.
- Der größte Nachteil von Sicherheitsverhalten ist, dass die angsterzeugenden Gedanken aufrechterhalten werden: Denn statt nach einer gelungenen sozialen Situation zu der Schlussfolgerung zu kommen, dass die Befürchtungen also unangemessen waren, wird fälschlicherweise davon ausgegangen, dass die Situation nur deshalb so glimpflich ablief, weil durch das Sicherheitsverhalten Schlimmeres gerade noch abgewendet werden konnte (die Befürchtungen also eigentlich doch angemessen sind und mit allen Mitteln verhindert werden müssen).

Beispielliste: Sicherheitsverhalten

- Ich trinke Alkohol, um die Angst in den Griff zu bekommen.
- Ich zensiere, was ich gerade sagen will.
- Ich versuche, keine Aufmerksamkeit auf mich zu ziehen.
- Ich trage Kleidung oder benutze Make-up, um Erröten weniger sichtbar zu machen.
- Ich versuche angestrengt, die richtigen Worte zu finden.
- Ich vermeide es, über mich selbst zu reden.
- Ich überprüfe, ob ich auch gut wirke.
- Ich bewege mich so wenig wie möglich.
- Ich vermeide Blickkontakt.
- Ich stelle viele Fragen.
- Ich rede weniger, als ich möchte.

- Ich denke positiv.
- Ich vermeide es, Fragen zu stellen.
- Ich halte mich am Rand von Gruppen auf.

Insgesamt wird deutlich, wie viel Aufwand Sicherheitsverhalten erfordert, während es gleichzeitig die angsterzeugenden Überzeugungen aufrecht erhält.

Das persönliche Angstmodell ist die Grundlage für die Therapie. Aus diesem Erklärungsmodell werden die Therapieschritte abgeleitet: Ungünstige Prozesse, die in Angstsituationen automatisch ablaufen, sollen verändert werden, um dadurch die beschriebenen Teufelskreise zu durchbrechen.

In Abbildung 3 ist das Modell am Beispiel von Frau A. noch einmal zusammengefasst.

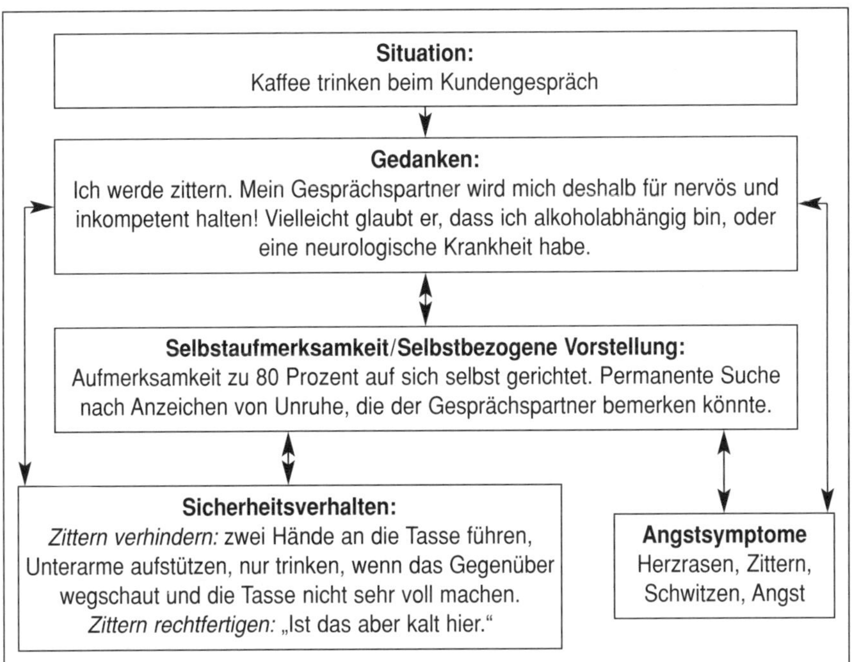

Abbildung 3: Das kognitive Angstmodell im Überblick am Beispiel von Frau A.

3.2 Zweiter Schritt: Angst überwinden

Im vorangegangenen Kapitel haben Sie die Reaktionsmuster kennen gelernt, die in gefürchteten Situationen Ihre Angst bedingen und aufrecht erhalten. Betrachtet man die unterschiedlichen Komponenten des Angstmodells wird schnell klar, an welchen Aspekten eine Veränderung in Gang gesetzt werden kann: Die Situation lässt sich nicht ändern, allenfalls vermeiden, was langfristig keine befriedigende Alternative darstellt. Körpersymptome lassen sich nicht verhindern und auch Gedanken sind einer willentlichen Veränderung nur schwer zugänglich. Das weiß jeder, der einmal versucht hat, fünf Minuten lang nicht an eine bestimmte Person oder ein bestimmtes Ereignis etc. zu denken.

> Den besten Ansatzpunkt für Veränderung bieten Selbstaufmerksamkeit und Sicherheitsverhaltensweisen, denn sie lassen sich bewusst beeinflussen.

Außerdem spielen sie eine große Rolle bei der Aufrechterhaltung der negativen Gedanken und damit der Angstentstehung und können so die größte Veränderung bewirken.

3.2.1 Selbstaufmerksamkeit reduzieren

Auswirkungen der erhöhten Selbstaufmerksamkeit

Menschen, die im Beisein anderer Angst erleben, sind in sozialen Situationen sehr auf sich selbst fokussiert. Sie lenken ihre Aufmerksamkeit darauf, wie sie vermeintlich wirken, suchen den Körper nach peinlichen Symptomen ab, versuchen die vermuteten Blamagen zu verhindern und die Angst zu verbergen. Dabei hat die hohe Selbstaufmerksamkeit in mehrfacher Hinsicht negative Konsequenzen:

1. Menschliche Aufmerksamkeitskapazitäten sind sehr begrenzt. Wer sich sehr stark auf die eigene „innere Welt" konzentriert, also auf seinen Kör-

per, die eigenen Gefühle und Gedanken, hat weniger Aufmerksamkeit für die Umwelt zur Verfügung. Durch eine hohe Selbstaufmerksamkeit wird es schwieriger mitzubekommen, was in der Situation wirklich geschieht. Es kann dazu kommen, dass man sich überfordert fühlt, den Gesprächsfaden verliert oder Informationen nicht aufnehmen kann.

2. Wer sich vermehrt in den Mittelpunkt der eigenen Aufmerksamkeit rückt, bekommt leicht den Eindruck, auch im Mittelpunkt der Aufmerksamkeit anderer zu stehen. Dadurch entsteht die Überzeugung, dass anderen die Angstsymptome oder bestimmte Verhaltensweisen mit Sicherheit auffallen. Das muss aber keineswegs so sein: In der Regel achten andere kaum auf die vermeintlich peinlichen Symptome oder können sie nicht einmal wahrnehmen.
3. Wer laufend kritisch das eigene Auftreten überprüft und davon ausgeht, dass die anderen das auch immerzu tun, wird sich in sozialen Situation schlecht fühlen und davon überzeugt sein, auf andere peinlich gewirkt zu haben. Ob diese Überzeugung richtig ist, darüber gibt es in sozialen Situationen selten eindeutige Hinweise. Kaum jemand gibt eine direkte Rückmeldung, wenn er sein Gegenüber besonders selbstbewusst oder ausgesprochen peinlich empfunden hat. Menschen mit Sozialer Phobie schließen nun aus dem eigenen schlechten Gefühl auf die Meinung anderer: „Weil ich mich in der Situation unwohl gefühlt habe, ist doch ganz klar, dass alle gemerkt haben, wie tollpatschig ich war und finden mich jetzt unmöglich." Hier liegt ein ungünstiger Denkfehler vor, denn die Gedanken anderer Menschen lassen sich nicht erraten. Hohe Selbstaufmerksamkeit führt also häufig zu einem negativen Gefühl, welches dann fälschlicherweise dazu verwendet wird, auf die Gedanken der anderen zu schließen.
4. Darüber hinaus kann die Konzentration auf den Körper das Auftreten der Symptome verstärken, die man befürchtet. Sie können hierzu ein kleines Experiment durchführen: Schließen Sie die Augen und konzentrieren Sie sich für 5 Minuten intensiv auf Ihren Körper. Achten Sie besonders darauf, wo Sie sich verspannt fühlen oder ein anderes unangenehmes Körpergefühl verspüren. Sie werden erstaunt sein, wie „schlecht" es Ihrem Körper gerade geht. Ebenso kann eine unangemessen hohe Selbstaufmerksamkeit Symptome wie Zittern, Schwitzen und Stottern hervorrufen und verstärken.

Fallbeispiel: Frau A.

Frau A. überprüft schon vor Beginn eines Kundengesprächs, ob sie zittert. Je mehr Zeit ihr dafür zur Verfügung steht (z. B. wenn sie noch eine Weile im Vorzimmer warten muss), desto stärker zittern ihre Hände tatsächlich.

Fallbeispiel: Herr B.

Wenn sich ein Gespräch in größeren Gruppen ergibt, ist Herr B. sehr mit sich selbst beschäftigt. Er hat die Vorstellung, durch sein Verhalten sichtbar aus der Gruppe herauszustechen und einen komischen Eindruck zu hinterlassen. Er vermutet, dass alle Gruppenteilnehmer ihn laufend beobachten und bewerten.

Fallbeispiel: Frau C.

Frau C. denkt ständig darüber nach, was die anderen von ihr halten und stellt sich vor, wie sie später darüber reden werden. Dabei entgeht ihr, dass der Kassierer ihr gerade eine Frage gestellt hat.

Ließe sich die Ausrichtung der Aufmerksamkeit nach außen lenken, weg von der Betrachtung der eigenen Person, ergäben sich also einige Vorteile:

1. Sie würden sich weniger mit Ihrer Angst beschäftigen und diese nicht noch zusätzlich in einem Teufelskreis verstärken.
2. Sie könnten bemerken, wie die anderen denn tatsächlich auf Ihr Verhalten reagieren.
3. Dadurch könnten Sie dann auch adäquater auf die Situation reagieren.

Um neue Erfahrungen machen zu können, ist es also notwendig, in Angst auslösenden Situationen die Aufmerksamkeit nach außen, auf die Situation, auf das Gespräch, auf die eigentliche Aufgabe, etc. auszurichten!

Aufmerksamkeitstraining

Vermutlich sind Sie an die intensive Selbstbeobachtung schon seit langer Zeit gewöhnt und Ihre Aufmerksamkeit richtet sich in problematischen Situationen fast automatisch nach innen. Entsprechend werden Sie viel Übung benötigen, um Ihre Aufmerksamkeit bewusst von sich weg und zum Geschehen der sozialen Situation hin zu lenken. Deswegen wird in der Therapie ein intensives Aufmerksamkeitstraining durchgeführt, welches Sie durch tägliche Übungen zwischen den Sitzungen ergänzen sollten. Indem Sie eine Woche lang jeden Tag 10 Minuten üben, Ihre Aufmerksamkeit bewusst nach außen zu richten, wird es Ihnen schon bald leichter fallen, auch in schwie-

Tabelle 1: Aufmerksamkeitstraining

Aufmerksamkeits-training in neutralen Situationen	– Setzen Sie sich in ein ruhiges Zimmer, schließen Sie die Augen und lauschen Sie auf Geräusche von drinnen und draußen. Wie viele Geräusche können Sie unterscheiden? – Öffnen Sie anschließend die Augen und betrachten Sie die Farben um Sie herum. Welche Farben nehmen Sie wahr? – Bei einem Spaziergang können Sie auf verschiedene Geräusche achten. Welche sind in der Nähe, welche weiter entfernt? Können Sie Autos, Menschen, Vögel etc. hören? – Welche Gebäude, Pflanzen, Verkehrsmittel, Menschen können Sie sehen? Welche Farben und Schatten können Sie sehen?
Aufmerksamkeits-training in sozialen Situationen	– Zunächst eignen sich Telefonate besonders gut. Wenn Sie während eines Gespräches bemerken, dass Sie mit Ihrer Aufmerksamkeit wieder sehr bei sich sind, richten Sie Ihre Aufmerksamkeit auf die Gesprächsinhalte. Kleben Sie sich einen Merkzettel ans Telefon, damit Sie während der Telefonate an Ihr Vorhaben erinnert werden. – Versuchen Sie zunehmend auch in schwierigeren Situationen Ihre Aufmerksamkeit ganz bewusst von der eigenen Person weg, hin zur eigentlichen Aufgabe, auf das Geschehen zu richten.

rigen Situationen nicht mehr ausschließlich auf sich selbst konzentriert zu sein. Während der Übungen sollten Sie sich zunächst auf einzelne Merkmale in der Außenwelt, auf Geräusche, Farben, Objekte, Materialien oder Geschehnisse konzentrieren. Vermutlich werden Sie zwischendurch immer wieder mit Ihren Gedanken bei sich selbst landen. Das ist ein ganz natürlicher Prozess, der das Training nicht behindert. Nehmen Sie einfach den Richtungswechsel der Aufmerksamkeit wahr und richten Sie die Aufmerksamkeit behutsam wieder zurück nach außen (vgl. Tabelle 1).

Mit etwas mehr Übung können Sie dazu übergehen, sich in sozialen Situationen nach außen zu orientieren. Hier ist es wichtig, sich jetzt nicht mehr auf Farben oder Geräusche zu konzentrieren, sondern auf Ihre eigentliche Aufgabe (auf das Gespräch, wenn Sie sich in einer Unterhaltung befinden; auf den Inhalt Ihres Vortrages, wenn Sie eine Rede halten etc.).

Werten Sie Ihre Übungen im Anschluss aus: Worauf haben Sie Ihre Aufmerksamkeit gerichtet? Wie gut ist es Ihnen gelungen, Ihre Aufmerksamkeit nach außen zu richten? Können Sie eine Veränderung im Verlauf Ihres Trainings erkennen? In welchen Situationen fiel es Ihnen leicht, in welchen Situationen benötigen Sie noch mehr Übung? Berücksichtigen Sie dabei, dass es nicht darum geht, die Aufmerksamkeit zu 100 Prozent nach außen zu richten – das wäre ein unrealistisches und wenig wünschenswertes Ziel. Die Tendenz sollte jedoch sein, dass es Ihnen gelingt, einer sozialen Situation zu folgen und Ihre Aufmerksamkeit bewusst zurück lenken zu können, sobald Ihnen auffällt, dass Sie vorrübergehend wieder bei sich gelandet waren.

3.2.2 Sicherheitsverhalten reduzieren

Auswirkungen von Sicherheitsverhalten

Wie Sie im vorangegangenen Abschnitt lesen konnten, verstärkt eine erhöhte Selbstaufmerksamkeit das Auftreten von Angstsymptomen und behindert den Ablauf der sozialen Interaktion. Ganz ähnlich verhält es sich mit dem Einsatz von Sicherheitsverhalten. Eigentlich wollen Menschen mit Sozialer Phobie dadurch erreichen, dass ihre Angst abnimmt und verhindern, dass sie negativ auffallen, sich lächerlich machen oder blamieren (vgl. Abbildung 4; vgl. auch Beispiele Kapitel 3.1).

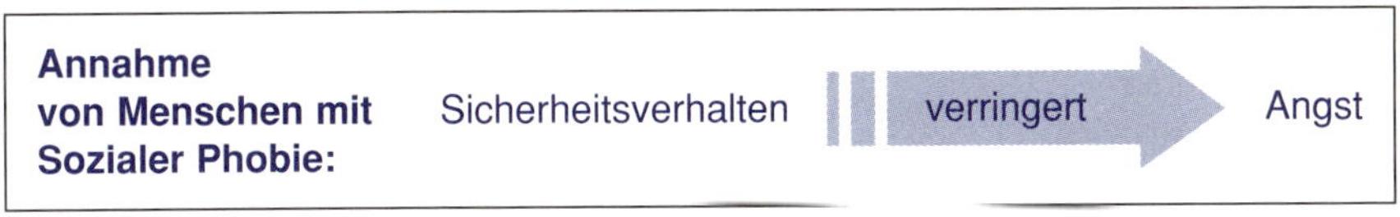

Abbildung 4: Annahme zur Auswirkung von Sicherheitsverhalten

Häufig erreichen sie jedoch genau das Gegenteil: Sicherheitsverhalten kann dazu führen, dass die Angst sich verstärkt und mitunter die befürchteten Konsequenzen, die eigentlich verhindert werden sollten, erst recht eintreten (vgl. Abbildung 5). Betroffene können dies zunächst meist nicht glauben und sind sehr überrascht, wenn sie feststellen, dass sie sich mit dem Sicherheitsverhalten tatsächlich mehr schaden als nutzen.

Fallbeispiel: Frau A.

Um nicht zu zittern, führt Frau A. zwei Hände an die Tasse und stützt die Unterarme auf, wodurch sie sehr verkrampft wirkt. Da sie nur trinkt, wenn ihr Gegenüber wegschaut, macht sie auf ihre Gesprächspartner manchmal einen lauernden und unkonzentrierten Eindruck.

Fallbeispiel: Herr B.

Aus Angst, von anderen für langweilig gehalten zu werden, versucht Herr B. sich immer schon im Voraus Gesprächsthemen zurechtzulegen und stellt seinem Gegenüber viele Fragen. Seine Bekannten wundern sich, weshalb er manchmal nicht auf das laufende Gespräch eingeht, sondern ständig andere Themen anschneidet. Manche meiden Gespräche mit ihm, da sie sich durch seine vielen Fragen bedrängt fühlen.

Fallbeispiel: Frau C.

Wer Frau C. trifft, die befürchtet von anderen für unfähig gehalten zu werden, wenn sie errötet, wundert sich über das extreme Make-up. Viele halten sie für ängstlich, da sie sich im Gespräch so häufig abwendet und oft mitten im Gespräch verschwindet, um auf die Toilette zu gehen.

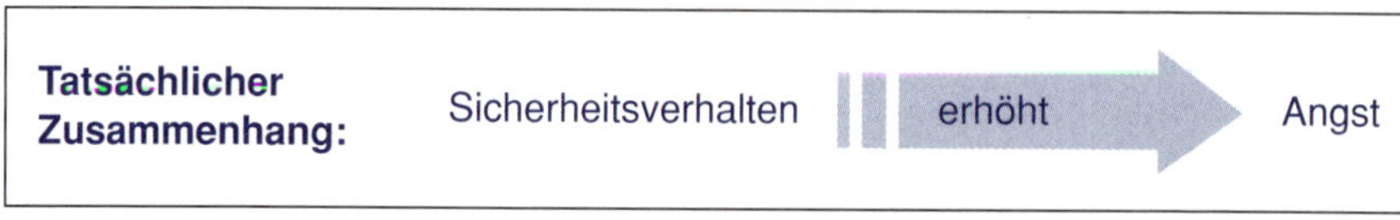

Abbildung 5: Tatsächliche Auswirkung von Sicherheitsverhalten

Sicherheitsverhalten erhöht also manchmal auch die Wahrscheinlichkeit ungünstig aufzufallen und verstärkt die Angst. Gleichzeitig steigt durch den Einsatz der Sicherheitsverhaltensweisen die Selbstaufmerksamkeit. Die Betroffenen sind mit dem Sicherheitsverhalten beschäftigt und können sich nicht mehr ausreichend auf ihre soziale Aufgabe konzentrieren.

Ein weiterer negativer Effekt der Sicherheitsverhaltensweisen ist, dass Menschen mit Sozialer Phobie nie die Erfahrung machen können, dass die vermeintliche Blamage gar nicht eintritt. Auf diese Weise bleiben die Befürchtungen bestehen und die Angst auslösenden Gedanken treten immer und immer wieder auf. Nur wer sein Sicherheitsverhalten unterlässt kann die Erfahrung machen, dass die Situation auch ohne Absicherung problemlos verläuft.

Fallbeispiel: Frau A.

Frau A. erlebte in ihrem beruflichen Alltag ständig, dass sie erfolgreich war. Diese positiven Erfahrungen änderten trotzdem nichts an ihren Ängsten, da sie davon ausging, dass der Misserfolg sofort eintreten würde, sollte sie doch einmal ganz auffällig zittern.

Fallbeispiel: Herr B.

Herr B. bereitet sich auf alle Gespräche ausgiebig vor. Dadurch kann er sich gar nicht vorstellen, dass ein Gespräch auch dann gut läuft, wenn er den Ablauf nicht schon vorher geplant hat. Da er sein Gegenüber immer mit Fragen bombardiert, kann er die Erfahrung nicht machen, dass Gesprächspausen zu jedem Gespräch dazu gehören und vom Gegenüber nicht wahrgenommen oder nicht als unangenehm empfunden werden.

Fallbeispiel: Frau C.

Weil Frau C. immer stark geschminkt aus dem Haus geht, kann sie die Erfahrung nicht machen, dass ihr Erröten von anderen möglicherweise gar nicht bemerkt wird bzw. nicht negativ interpretiert wird.

Um neue Erfahrungen machen zu können, ist es notwendig, in Angst auslösenden Situationen die Aufmerksamkeit nach außen, auf die Situation, auf Gesprächspartner etc. auszurichten. Darüber hinaus ist es notwendig, Sicherheitsverhalten abzubauen, damit negative Überzeugungen wirklich überprüft und gegebenenfalls korrigiert werden können.

Auswirkungen von Sicherheitsverhalten und Aufmerksamkeitslenkung testen

Den meisten Menschen mit Sozialer Phobie fällt es zunächst sehr schwer, auf Sicherheitsverhalten zu verzichten. Kein Wunder, schließlich sollen die Strategien ja dafür sorgen, die Angst zu reduzieren und die Situation erträglicher zu machen. Das Unterlassen der Sicherheitsverhaltensweisen wird Ihnen deswegen nur dann gelingen, wenn Sie einmal erlebt haben, dass die gefürchtete Situation ohne Sicherheitsverhalten genauso gut oder besser verläuft. In der Therapie werden zu diesem Zweck soziale Situationen in Rollenspielen nachgestellt (bei Bedarf auch mit mehreren Rollenspielpartnern). Die Therapie bietet hier eine großartige Möglichkeit, in „sicherem Rahmen" neues Verhalten zu erproben. Aber auch im Alltag können Sie es auf einen Versuch ankommen lassen: Wählen Sie eine Situation, in der Ihre Angst ein mittleres Niveau erreicht. Machen Sie es sich nicht zu schwer, aber auch nicht zu leicht. Gehen Sie für diese Situation das Modell noch einmal durch und notieren Sie genau:

1. Was Sie in dieser Situation befürchten.
2. Wo Sie mit Ihrer Aufmerksamkeit sind.
3. Welches Sicherheitsverhalten Sie einsetzen.

Zur besseren Planung und Durchführung des Experimentes finden Sie als Beispiel in der rechten Spalte von Tabelle 2 eine ausführliche Beschreibung des Experiments von Frau A. Ergänzen Sie in der linken Spalte die Aspekte Ihrer persönlichen Befürchtungen.

Tabelle 2: Experiment zum Sicherheitsverhalten

	Ihr persönliches Experiment	**Beispielexperiment von Frau A.**
Situation		Kaffeetrinken mit Nachbarin (löst mittlere Angst aus)
Befürchtung		– Ich könnte zittern. – Ich könnte Kaffee verschütten. – Die Nachbarin hält mich für unfähig und unsicher.
Sicherheitsverhalten		– Kaffeetasse nicht voll machen (z. B. keine Milch zugeben). – Kaffeetasse mit zwei Händen halten. – Nur trinken, wenn Nachbarin wegschaut.

Wenn Sie sich für eine Situation entschieden haben, wird es nun Ihre Aufgabe sein, ein kleines Experiment durchzuführen, dass Ihnen die Frage beantworten soll: Wie hilfreich ist mein Sicherheitsverhalten in dieser Situation? Dazu sollten Sie die gefürchtete Situation zweimal direkt hintereinander aufsuchen. Besonders gut wäre es, wenn Sie eine Situation finden würden, die es Ihnen erlaubt, zwischendurch Ihre Einschätzungen aufzuschreiben und anschließend gleich das zweite Experiment durchzuführen (z. B. Kneipenbesuch, zwischendurch auf Toilette gehen). Einmal versuchen Sie, sich abzusichern, setzen dazu Ihre altbewährten Strategien ein und konzentrieren sich auf sich selbst. Das andere Mal unterlassen Sie das Sicherheitsverhalten und richten Ihre Aufmerksamkeit auf die von Ihnen geforderte Aufgabe. Auf diese Weise können Sie einmal direkt vergleichen, was Ihnen das Sicherheitsverhalten tatsächlich bringt. Besonders wichtig ist dabei, dass Sie jeweils direkt im Anschluss an einen Durchgang genau dokumentieren, wie es Ihnen ergangen ist.

Suchen Sie die gewählte Situation auf und verhalten Sie sich so wie immer. Nehmen Sie sich vor, alles zu tun, damit Ihre Befürchtung bloß nicht eintritt: Setzen Sie Ihr Sicherheitsverhalten ein und richten Sie die Aufmerksamkeit nach innen. Schätzen Sie anschließend die in Tabelle 3 aufgelisteten Aspekte auf einer Skala von 0 bis 10 ein.

Tabelle 3: Durchführung des Experiments mit Aufrechterhaltung des Sicherheitsverhaltens

	Ihre Einschätzungen nach dem ersten Experiment		**Einschätzungen von Frau A. nach dem ersten Experiment**	
Wie hoch war meine Selbstaufmerksamkeit (SA)? (0 = keine SA, 10 = volle SA)			8	
Wie sehr habe ich versucht, mein Sicherheitsverhalten auszuführen? (0 = gar nicht, 10 = völlig)			10	– Kaffeetasse mit zwei Händen halten.
Wie sehr ist meine Befürchtung eingetreten? (0 = gar nicht, 10 = völlig)			9 9	– Ich habe gezittert. – Die Nachbarin hält mich für unfähig und unsicher.
Wie stark war meine Angst? (0 = keine Angst, 10 = schlimmste Angst)			7	
Wie gut lief die Interaktion? (0 = sehr schlecht, 10 = sehr gut)			5	

Nachdem Sie Ihre Einschätzungen abgegeben haben, führen Sie das zweite Experiment durch. Suchen Sie die Situation erneut auf. Nehmen Sie sich diesmal vor, Ihr Sicherheitsverhalten zu unterlassen und richten Sie Ihre Aufmerksamkeit nach außen, auf Ihre Aufgabe und die Interaktionspartner.

Tabelle 4: Durchführung des Experiments ohne Aufrechterhaltung des Sicherheitsverhaltens

	Ihre Einschätzungen nach dem zweiten Experiment		**Einschätzungen von Frau A. nach dem zweiten Experiment**	
Wie hoch war meine Selbstaufmerksamkeit (SA)? (0 = keine SA, 10 = volle SA)			5	
Wie sehr habe ich versucht, mein Sicherheitsverhalten auszuführen? (0 = gar nicht, 10 = völlig)			3	– Kaffeetasse mit zwei Händen halten.
Wie sehr ist meine Befürchtung eingetreten? (0 = gar nicht, 10 = völlig)			5 5	– Ich habe gezittert. – Die Nachbarin hält mich für unfähig und unsicher.
Wie stark war meine Angst? (0 = keine Angst, 10 = schlimmste Angst)			4	
Wie gut lief die Interaktion? (0 = sehr schlecht, 10 = sehr gut)			8	

Schätzen Sie in Tabelle 4 erneut die aufgelisteten Aspekte auf einer Skala von 0 bis 10 ein.

Wenn Sie für beide Experimente Ihre Einschätzungen abgegeben haben, vergleichen Sie die Werte miteinander. Was fällt Ihnen auf? Bei welchem Experiment sind die Symptome stärker aufgetreten? Bei welchem Experiment

Tabelle 5: Schlussfolgerungen aus dem Experiment von Frau A.

Einschätzungen von Frau A. im Vergleich	**1. Experiment**		**2. Experiment**	
Wie hoch war meine Selbstaufmerksamkeit (SA)? (0 = keine SA, 10 = volle SA)	8		5	
Wie sehr habe ich versucht, mein Sicherheitsverhalten auszuführen? (0 = gar nicht, 10 = völlig)	10		3	– Kaffeetasse mit zwei Händen halten.
Wie sehr ist meine Befürchtung eingetreten? (0 = gar nicht, 10 = völlig)	9 9		5 5	– Ich habe gezittert. – Die Nachbarin hält mich für unfähig und unsicher.
Wie stark war meine Angst? (0 = keine Angst, 10 = schlimmste Angst)	7		4	
Wie gut lief die Interaktion? (0 = sehr schlecht, 10 = sehr gut)	5		8	

haben Sie eher das Gefühl gehabt, dass Ihre Befürchtungen zutreffen? Bei welchem Experiment war Ihre Angst stärker? Bei welchem Experiment lief die Interaktion besser? Wie erklären Sie sich das? Nachfolgend finden Sie die Schlussfolgerungen, die Frau A. aus ihrem Experiment gezogen hat (vgl. auch Tabelle 5).

Beispiel: Schlussfolgerung von Frau A.

Wenn ich das Sicherheitsverhalten weglasse und mich auf das Gespräch konzentriere (statt immer nur darauf zu achten, ob ich nun zittere oder nicht), zittere ich weniger (5 statt 9) und habe nicht so viel Angst (4 statt 7). Außerdem läuft das Gespräch besser (8 statt 5). Und ich denke, dass ich im zweiten Experiment einen nicht ganz so schlechten Eindruck auf die Nachbarin gemacht habe (5 statt 9).

Überlegen Sie nun, welche Schlussfolgerungen Sie selbst aus Ihrem Experiment ziehen können. Falls Sie keine Veränderungen feststellen konnten, könnte das verschiedene Gründe haben:

1. Die Situation war zu schwierig oder zu leicht. Passen Sie in diesem Fall den Schwierigkeitsgrad der Situation an und wiederholen Sie das Experiment.
2. Es ist Ihnen nicht gelungen, dass Sicherheitsverhalten zu unterlassen: Versuchen Sie es erneut in einer leichteren Situation.
3. Es ist Ihnen nicht gelungen, die Aufmerksamkeit nach außen zu richten: Gehen Sie zurück zu Kapitel 3.2.1 und üben Sie, die Aufmerksamkeit nach außen zu richten, bevor Sie erneut ein Experiment starten.
4. Möglicherweise haben Sie wichtige Sicherheitsverhaltensweisen übersehen. Prüfen Sie, welches Verhalten Sie möglicherweise noch ausgeführt haben, um Ihre Befürchtungen zu verhindern. Führen Sie dann das Experiment noch einmal durch und lassen Sie diesmal möglichst alle Sicherheitsverhaltensweisen weg.

Falls Sie feststellen konnten, dass sich das Auftreten der Symptome und die Intensität der Angst durch das Weglassen des Sicherheitsverhaltens und die Reduktion der Selbstaufmerksamkeit verringern lässt, können Sie nun noch einen Schritt weitergehen (s. Kap. 3.2.3).

3.2.3 Eine objektive Sichtweise gewinnen

Rückmeldungen erhalten

In der Therapie können auch Rollenspielpartner (z. B. Sekretärin, Praktikanten, etc.) eingesetzt werden, die nichts von den Schwierigkeiten des Betroffenen wissen und nach dem Rollenspiel befragt werden. Was fiel ihnen auf? Was haben sie darüber gedacht? Wie war ihr Gesamteindruck? Dies sind häufig sehr wertvolle Informationen, die man im Alltag selten erhält. In der Regel zeigt sich hier ein großer Unterschied zwischen der eigenen (negativen) Einschätzung des Patienten und der (neutralen oder positiven) Wahrnehmung durch die Rollenspielpartner.

Videoaufzeichnungen auswerten

Negative Gedanken und ein ungünstiges Bild von der eigenen Person beeinflussen, wie Sie sich in einer sozialen Situation fühlen und verhalten. Eine sehr effektive Methode zur Veränderung der negativen Vorstellungen ist das sogenannte Videofeedback. Indem eine soziale Interaktion auf Video aufgezeichnet wird, erhält der Betroffene die Möglichkeit, einmal zu überprüfen, inwieweit seine Vorstellungen mit der Realität übereinstimmen. In der Therapie kann dies sehr leicht umgesetzt werden, indem ein Rollenspiel aufgezeichnet und anschließend vom Patienten selbst ausgewertet wird. Leider ist die Umsetzung eines Videofeedbacks im Alltag nicht so einfach. Falls Sie die Möglichkeit haben, sollten Sie versuchen, eine Videoaufnahme von sich in einer sozialen Situation zu erhalten. Möglich ist dies beispielsweise in manchen Vortragssituationen oder bei Feierlichkeiten, bei denen ohnehin gefilmt wird. Falls Sie Interesse an einer Videoaufnahme haben, können Sie auch eine Person Ihres Vertrauens bitten, eine soziale Situation mit Ihnen nachzuspielen und aufzuzeichnen. Überlegen Sie vor dem Ansehen des Videos genau, was Sie befürchten und schätzen Sie Ihre konkreten Vorhersagen auf einer Skala von 0 bis 10 ein. Wenn Sie das Video anschließend betrachten, seien Sie dabei möglichst objektiv, d. h. als würden Sie eine andere, unbekannte Person beobachten. Fragen Sie sich: „Wie sieht der Mann/die Frau aus?“, „Wie sehr treten die von mir befürchteten Symptome bei dem Mann/der Frau auf?“ Dieses Vorgehen ermöglicht es Ihnen, Ihre Beurteilung an dem auszurichten, was tatsächlich zu sehen ist, statt sich daran zu orientieren, was Sie fühlen. Schätzen Sie auf einer Skala von 0 bis 10 ein, wie sehr Ihre Befürchtungen bei dem Mann/der Frau auf dem Video eingetroffen sind. Vergleichen Sie anschließend Ihre Vorhersagen mit Ihren Beobachtungen und überlegen Sie, welche Schlussfolgerungen Sie daraus ziehen können.

Befürchtungen mit Verhaltensexperimenten überprüfen

Viele Betroffene haben nun anhand des vorangegangenen Rollenspieles feststellen können, dass sie auf die Verarbeitungsmuster, die in den gefürchteten Situationen ablaufen, Einfluss nehmen können. Indem sie auf Sicherheitsverhalten verzichten und die Selbstaufmerksamkeit reduzieren, können sie die Angst und das Auftreten von Körpersymptomen verringern. Darüber hinaus bekommen sie dadurch die Möglichkeit, die Befürchtungen einmal genau zu überprüfen. Wer schaut wirklich, wenn ich rot werde? Wie reagieren Menschen, wenn ich schwitze? Was passiert, wenn ich eine Gesprächspause zulasse?

> Um sozialphobische Befürchtungen zu überprüfen, werden in der Therapie Verhaltensexperimente durchgeführt.

Der Begriff hört sich zwar technisch an, bedeutet aber letztlich nur, dass Sie mit Ihrem Verhalten experimentieren, um neue Erfahrungen zu sammeln; z. B. indem Sie Ihr Sicherheitsverhalten einmal unterlassen und schauen, wie andere Menschen dann auf Sie reagieren. Dazu muss natürlich wieder die Aufmerksamkeit nach außen gerichtet werden. Mit dem Verhaltensexperiment lässt sich also prüfen, was passiert, wenn man sich nicht verstellt, wenn man sich so gibt, wie man ist. Ein spannendes und wertvolles Experiment, aber auch eines, das zu Beginn viel Mut erfordert. Um die Übungen nicht zu schwer zu gestalten, werden in der Therapie Angst auslösende Situationen aufgelistet, die dann schrittweise bearbeitet werden können.

Sie können dazu eine Liste von Situationen zusammenstellen, in denen Sie soziale Angst erleben und diese Situationen nach dem Ausmaß der Angst ordnen, die diese auslösen. Auf diese Weise können Sie Ihre Ängste schrittweise überprüfen, laufen nicht Gefahr sich zu überfordern und können Ihre Erfolge im Blick behalten. Abbildung 6 zeigt die Liste der Angst auslösenden Situationen von Herrn B.

– Ein Vorstellungsgespräch führen – Ein Gespräch mit unbekannter Frau führen – Vortrag halten – In Gruppen meine Meinung vertreten – In Gruppen etwas Persönliches erzählen – Im Gespräch mit Freunden meine Meinung vertreten – Im Gespräch mit Freunden etwas Persönliches erzählen – Im Seminar eine Frage stellen – Fremde um Hilfe bitten (z. B. im Supermarkt, oder auf der Straße nach dem Weg fragen)	↑ Stärke der Angst

Abbildung 6: Beispiel einer Liste Angst auslösender Situationen

Haben Sie Ihre Liste erstellt, können Sie beginnen, Ihre Ängste in den einzelnen Situationen Schritt für Schritt zu hinterfragen. Die Verhaltensexperimente, mit denen Sie Ihre Befürchtungen genau überprüfen können, sollten Sie immer gut vorbereiten. Zur Veranschaulichung finden Sie in Tabelle 6 die Beschreibung der Planung und Durchführung eines entsprechenden Experimentes von Frau C.

Planen Sie Ihr persönliches Experiment und verwenden Sie dazu das Arbeitsblatt 2 (vgl. Anhang, S. 80).

Gehen Sie dabei folgendermaßen vor:

1. *Vorbereitung:* Beginnen Sie mit einer Situation, die vergleichsweise wenig Angst auslöst und überlegen Sie noch einmal, was Sie in dieser Situation befürchten. Notieren Sie Ihre Befürchtung auf dem Protokollbogen für Verhaltensexperimente. Vermerken Sie auch, wie stark Sie davon überzeugt sind, dass Ihre Befürchtung wirklich eintreffen wird. Besonders wichtig ist es an dieser Stelle, dass Sie sich überlegen, woran Sie eigentlich feststellen können, dass Ihre Befürchtung eingetroffen ist. Wenn Sie z. B. wie Frau A. befürchten, dass Sie zittern könnten und von anderen deswegen für unfähig gehalten werden, überlegen Sie, woran Sie festmachen könnten, dass Sie tatsächlich abgelehnt werden (z. B.: Der Gesprächspartner verdreht die Augen. Der Gesprächspartner bricht das Gespräch abrupt ab.). Was ist Ihre Vorhersage? Mit dem Verhaltens-

Tabelle 6: Verhaltensexperiment von Frau C.

Experiment vorbereiten	
Befürchtung	– Wenn ich an Menschen vorbeilaufe, werde ich rot. Die anderen denken, dass ich sonderbar bin *(9)*
Situation zur Überprüfung	– Auf langem Bürgersteig jemandem entgegen gehen (oder an vollen Cafés, Parkbänken, etc., vorübergehen; einen Vorlesungssaal durchqueren)
Vorhersage	– Ich werde erröten *(8)* – Die anderen werden mich anstarren *(10)*
Sicherheits-verhaltensweisen	– Leichte Kleidung tragen; Make-up auftragen; Kühlen; Blickkontakt vermeiden; schnell laufen; in die andere Richtung schauen
Experiment durchführen: dabei Sicherheitsverhalten unterlassen und Aufmerksamkeit nach außen lenken	
Durchführung des Experimentes	– Sicherheitsverhalten unterlassen *(5)* – Aufmerksamkeit nach außen *(8)*
Tatsächliche Konsequenzen	– Wie rot bin ich geworden *(5)* – Wie sehr haben die anderen gestarrt *(2)*
Schlussfolgerung	– Ich werde gar nicht so rot, wie ich dachte. Ich werde rot, aber es scheint sich niemand dafür zu interessieren. Manche Menschen schauen mich an, aber sie gucken nicht mehr als bei anderen Passanten auch.

experiment können Sie dann überprüfen, ob denn die befürchteten Reaktionen der anderen tatsächlich eingetreten sind. Schreiben Sie als nächstes auf, welche Sicherheitsverhalten Sie üblicherweise in dieser Situation anwenden, um das Eintreten Ihrer Befürchtungen zu verhindern.

2. *Durchführung:* Wenn Sie das Experiment in dieser Weise vorbereitet haben, suchen Sie die von Ihnen gewählte Situation auf und führen Sie das Experiment durch. Achten Sie unbedingt darauf, dass Sie Ihr Sicherheitsverhalten unterlassen und Ihre Aufmerksamkeit auf Ihre Aufgabe richten.
3. *Reflexion:* Füllen Sie direkt im Anschluss an das Experiment den zweiten Teil des Protokollbogens aus. Was haben Sie beobachtet? Welche Vorhersage hat sich bewahrheitet? Welche der von Ihnen befürchteten Reaktionen traten tatsächlich auf? Welche Schlussfolgerung ziehen Sie aus Ihrer Beobachtung? Betrachten Sie nun noch einmal Ihre Befürchtung, die Sie zur Vorbereitung des Verhaltensexperimentes notiert haben: Wie stark sind Sie, auf dem Hintergrund der Erfahrungen aus dem Verhaltensexperiment, davon überzeugt, dass Ihre Befürchtungen zutreffend sind? Was bedeutet das Ergebnis für Sie in zukünftigen, ähnlichen Situationen?

Variationen von Verhaltensexperimenten

Folgende Variationen bieten sich an:

a) *Variation für Anfänger:* Falls Ihnen die Durchführung der Verhaltensexperimente zu schwer erscheint und es Ihnen nicht gelingt, Ihre Sicherheitsverhaltensweisen zu unterlassen und Ihre Aufmerksamkeit nach außen zu richten, können Sie eine Person Ihres Vertrauens bitten, das Experiment für Sie durchzuführen. Sie selbst haben dabei die Aufgabe, die Reaktionen der anderen Personen zu beobachten, bleiben aber selber zunächst im Hintergrund.
b) *Variation für Fortgeschrittene:* Falls Sie durch die Verhaltensexperimente schon neue Erfahrungen gesammelt haben, können Sie es sich nun noch ein wenig schwerer machen. Planen Sie Ihr Verhaltensexperiment in gewohnter Weise. Bei der Durchführung lassen Sie nun nicht einfach nur das Sicherheitsverhalten weg, sondern provozieren absichtlich die Symptome und Verhaltensweisen, die Sie beschämend finden. Je nachdem, was Sie befürchten, können Sie Erröten, Schwitzen, langweilig sein etc. künstlich herstellen, indem Sie z. B. Rouge auflegen, ein T-Shirt unter den Achseln mit Wasser befeuchten, lange Gesprächspausen entstehen lassen … Ihrer Fantasie sind hier keine Grenzen gesetzt. Beobachten Sie, wie die Umwelt nun mit Ihnen umgeht und halten Sie Ihre Schlussfolgerungen fest.

3.3 Dritter Schritt: Angst verstärkende Gedanken reduzieren

3.3.1 Gedanken vor sozialen Situationen

Viele Menschen mit sozialen Ängsten stellen fest, dass die Angst *in* den sozialen Situationen gar nicht ihre größte Schwierigkeit darstellt. Vielmehr sind quälende Gedanken und Angstgefühle, mit denen sie sich *vor* einem bestimmten Ereignis beschäftigen, besonders belastend. Schon stunden- oder sogar tagelang vor der gefürchteten Situation sind sie gedanklich mit ihrem Ablauf beschäftigt. Dabei lassen sie jedoch außer Acht, dass die Situation durchaus auch gut und erfreulich verlaufen könnte, sondern malen sich stattdessen lebhaft aus, was alles schief gehen könnte und welche Katastrophen zu erwarten sind. Diese Sorgen nennt man Erwartungsangst.

Verschiedene Prozesse können daran beteiligt sein, die Angst schon vor einer sozialen Situation auszulösen bzw. zu erhöhen. Sobald Menschen mit Sozialer Phobie anfangen, über die nahende Situation nachzudenken, werden sie ängstlich, weil

1. sie sich an eine negative Erfahrung in der Vergangenheit erinnern. Die Erinnerung erhöht die Angst, dass die erwartete Situation auch negativ ausgehen wird (vgl. Frau A.).
2. sie sich auf sich selbst konzentrieren und ihre Körpersymptome verstärkt wahrnehmen (Herzklopfen, Schwitzen). Dies kann zu einem negativen Selbstbild führen und so die Angst erhöhen (vgl. Frau C.).
3. sie katastrophisieren und sich v. a. die schlimmsten Ausgänge der Situation vorstellen (vgl. Herr B.).
4. sie schließlich davon ausgehen, dass der schlimmste Ausgang nicht eintreten *könnte*, sondern garantiert eintreten *wird* und planen, wie sie die Situation vermeiden oder unauffällig aus ihr verschwinden können.

Fallbeispiel: Frau A.

Auf dem Weg zu einem gefürchteten Kundengespräch erinnert sich Frau A. an den Tag, als die Ängste zum ersten Mal auftraten. Sehr deutlich sieht sie vor sich, wie sie bei den Eltern ihres damaligen Freundes eine zitternde, schwankende Teetasse zum Mund balanciert. Sie sieht die verwunderten, abweisenden Gesichter der Eltern vor sich und hört die Stimme der Mutter, die sich mit vorwurfsvollem Ton ins Gedächtnis eingeprägt hat. Sie fühlt sich genauso unsicher und unfähig wie damals und bekommt immer größere Angst vor dem anstehenden Termin.

Fallbeispiel: Herr B.

Herr B. hat viel Fantasie, die ihn behindert, wenn er ein soziales Ereignis, z.B. einen Kneipenbesuch, plant. In seiner Vorstellung wird es in der Kneipe mucksmäuschen still und alle schauen ihn an, nachdem er etwas Dummes gesagt hat. Als er versucht, sich mit einem Scherz aus der Affäre zu ziehen, lacht niemand. In der ausgemalten Situation bleibt ihm keine andere Wahl, als die Kneipe fluchtartig zu verlassen. Nun stellt er sich die Gespräche und Blicke vor, die andere Kneipenbesucher über ihn austauschen, sobald er gegangen ist. Durch die Tür kann er sie lachen hören. Die Gedanken haben ihn so ängstlich gemacht, dass er am liebsten zu Hause bleiben möchte. Wie soll das noch ein schöner Abend werden?

Fallbeispiel: Frau C.

Lange bevor Frau C. eine gefürchtete Situation betritt, sorgt sie dafür, dass sie nicht erröten wird. Auf dem Weg zu einer Verabredung überprüft sie in jedem Schaufenster, wie rot sie geworden ist. Sie geht sehr früh los, um sich nicht hetzen zu müssen und durch die Anstrengung einen roten Kopf zu bekommen. An der U-Bahnhaltestelle wartet sie auf dem Lüftungsschacht, um sich zu kühlen. Je länger sie unterwegs ist, desto größer ist ihre Überzeugung, dass sie unmöglich ausssieht und ihrer Verabredung so auf keinen Fall begegnen kann.

In der folgenden Liste können Sie ankreuzen, welche Prozesse bei Ihnen dafür verantwortlich sind, dass Sie sich vor einer gefürchteten Situation bereits in Ihre Angst hineinsteigern. Dadurch machen Sie sich klar, wie Ihre Gedanken zur Aufrechterhaltung der Angst beitragen. Im nächsten Schritt können Sie dann erarbeiten, wie Sie in Zukunft mit diesen negativen Gedanken umgehen möchten.

Individuelle Komponenten der Erwartungsangst:

Gehen Sie die nachfolgenden Aspekte durch und kreuzen Sie an, was auf Sie zutrifft:

☐ Detailliert ausmalen, was alles Fürchterliches passieren wird.

☐ Annehmen, dass das absolut Schlimmste passieren wird.

☐ Darüber nachdenken, wie andere Sie sehen werden.

☐ Darüber nachdenken, was andere über Sie denken werden.

☐ Strategien planen, die in der Situation hilfreich sein könnten, die vermeintliche Blamage abzuwenden.

☐ Aufmerksamkeit nach innen richten.

☐ Sich an ein negatives Erlebnis der Vergangenheit erinnern.

☐ Sich sorgen, dass die erwartete Situation genau so sein wird, wie ein negatives vergangenes Erlebnis.

Führen Sie sich die Dinge vor Augen, die Sie vor einer gefürchteten Situation tun oder denken und notieren Sie die Vor- und Nachteile dieser Verhaltensweisen und Gedanken (vgl. Beispiel in Tabelle 7).

Tabelle 7: Liste von Herrn B.: Annehmen, dass das absolut Schlimmste passiert

Vorteile	Nachteile
– Ich bin auf alles vorbereitet – Ich kann mir schon überlegen, wie ich mit besonders schwierigen Situationen umgehe	– Die Vorstellungen machen mich nervös und ängstlich – Ich fange an zu glauben, dass die Katastrophen auf jeden Fall eintreffen werden – Ich kann mir gar nicht mehr vorstellen, dass die Situation auch einen positiven Verlauf nehmen kann – Meine Angst wird größer

Betrachten Sie Ihre Liste und entscheiden Sie, ob es sinnvoll ist, die Gedanken und Verhaltensweisen beizubehalten, oder ob Sie etwas dagegen unternehmen möchten.

Wenn Sie Schwierigkeiten mit der Auflistung der Vor- und Nachteile haben, können Sie an einem konkreten Beispiel testen, wie hilfreich Ihre Gedanken vor der Situation eigentlich sind. Planen Sie dazu ein Verhaltensexperiment (vgl. Kapitel 3.2.3) und schätzen Sie Ihre Befürchtungen kurz vor der gefürchteten Situation ein. Schauen Sie direkt im Anschluss, wie die Situation tatsächlich gelaufen ist und schätzen Sie sie erneut ein. Was bedeutet das Ergebnis für Sie in Bezug auf die Erwartungsangst? Waren die Gedanken, die Sie sich vor dieser Situation gemacht haben, nützlich und unbedingt notwendig?

Leider haben Sie vermutlich schon oft die Erfahrung gemacht, dass sich Gedanken nur sehr schwer „ausknipsen" lassen. Jedoch auch wenn sich die Gedanken nicht sofort beiseite schieben lassen, ist es wichtig in einer konkreten Situation zu bemerken, dass Sie wieder einmal dabei sind, durch Ihre Gedanken oder Verhaltensweisen die Entstehung der Erwartungsangst zuzulassen. Sobald Sie bemerken, was Sie tun, können Sie sich Ihre Liste in Erinnerung rufen und sich die Nachteile Ihres Verhaltens erneut verdeutlichen.

Manchen Menschen hilft es, sich ein großes rotes Stopschild vorzustellen, welches symbolisiert, dass sie den Gedanken nun ein Ende setzen.

Richten Sie dann Ihre Aufmerksamkeit nach außen auf die gegenwärtige Situation (z. B. Wenn Sie gerade im Auto sitzen, schalten Sie das Autoradio ein und konzentrieren Sie sich auf die laufende Sendung; wenn Sie am Arbeitsplatz sind, richten Sie Ihre Aufmerksamkeit auf Ihre Aufgabe; wenn Sie zuhause sind, konzentrieren Sie sich auf die Hausarbeit, das Lesen, das angenehme Gefühl beim Baden etc.).

3.3.2 Gedanken nach sozialen Situationen

Leider hören Anspannung und Unwohlsein für die meisten Menschen mit Sozialer Phobie auch dann nicht auf, wenn die soziale Situation durchgestanden ist. Sie werten die Erlebnisse im Nachhinein wiederholt aus und erleben erneut unangenehme Gefühle wie Angst, Scham, Wut und Traurigkeit. Untersuchungen zeigen, dass Menschen mit Sozialer Phobie dazu neigen, die Situation umso negativer zu bewerten, je länger sie zurück liegt. Das geschieht vermutlich durch die vielen gedanklichen Wiederholungen des Erlebten. Bei diesem Wiedererinnern greifen die Betroffenen jedoch nicht auf die realen Abläufe in der Situation zurück, sondern verlassen sich zunehmend auf Einzelinformationen, die sie in selbstabwertender Weise interpretieren. Der große Nachteil einer solchen nachträglichen Verarbeitung ist, dass sich Menschen mit Sozialer Phobie dadurch der Möglichkeit berauben, korrigierende Erfahrungen zu machen: selbst wenn eine Situation viel besser gelaufen ist, als sie ursprünglich befürchtet haben, sorgen die gedanklichen Verzerrungen im Nachhinein dafür, dass die Erlebnisse nicht als Erfolge oder positive Erfahrungen verbucht werden, sondern als weiterer Beweis für das eigene Versagen.

Fallbeispiel: Frau A.

Frau A. hat ein Kundengespräch erfolgreich abgeschlossen: „Glück gehabt! Wenn der Gesprächspartner nicht so gut drauf gewesen wäre, hätte ich ihn niemals überzeugen können."

Fallbeispiel: Herr B.

Herr B. hat einen langen Abend in der Kneipe verbracht und sich die ganze Zeit mit verschiedenen Leuten unterhalten: „Warum wollte XY nicht mit mir sprechen? Der hat sich mit allen unterhalten, nur mit mir nicht. Ich bin eben doch langweilig. War ja klar. Alle anderen haben sicher nur aus Mitleid mit mir geredet. Wenn sie gekonnt hätten, wären sie sicher eher weggegangen."

Fallbeispiel: Frau C.

Frau C. hat ihren Einkauf an der Kasse bezahlt: „Die Frau hinter mir hatte schon ihr Portemonnaie herausgeholt. Sicherlich wollte sie mir zu verstehen geben, dass ich mich mal beeilen soll. Ich bin peinlich."

Dabei scheint es sich mit den sozialphobischen Befürchtungen genauso zu verhalten, wie mit einem hartnäckigen Vorurteil: Wer davon überzeugt ist, dass Frauen dümmer sind als Männer, wird die Kommentare männlicher Gesprächsteilnehmer prinzipiell für geistreicher halten, eine intelligente Frau für eine Ausnahme halten, die jedoch an der grundsätzlichen Richtigkeit der eigenen Auffassung nichts ändert und erfolgreichen Frauen unterstellen, durch Frauenquoten, Zufall oder Mitleid in ihrer Funktion gelandet zu sein. Das Ergebnis bleibt also trotz zahlreicher Beweise bestehen: Frauen sind dümmer. Ganz ähnlich ergeht es auch sozialphobischen Befürchtungen. Trotz vielzähliger Hinweise darauf, dass sie keine oder nur eingeschränkte Gültigkeit haben, lassen sie sich nur schwer aus den Köpfen der Betroffenen „löschen".

Wie schon bei den anderen beschriebenen Prozessen, ist auch hier der erste Schritt, die eigene Denkweise zu erkennen.

> Sie können zu diesem Zweck ein „Gedankentagebuch" (vgl. Arbeitsblatt 3 im Anhang auf Seite 81) führen: Notieren Sie einmal während einer Woche, welche Gedanken Ihnen vor und nach sozialen Situationen durch den Kopf gegangen sind und wie Sie sich mit diesen Gedanken gefühlt haben (s. a. Tab. 8).

Es kann ganz schön erschreckend sein, die eigene Gedankenwelt schwarz auf weiß festzuhalten. Das individuelle Denken läuft ganz automatisch ab, sodass sich Änderungen im Bereich der Gedanken und Bewertungen meist

Tabelle 8: Gedankentagebuch von Frau A.

Situation	Automatische Gedanken	Gefühl
– nach einem Restaurantbesuch	– Ich habe wieder gezittert. Der Kellner war total unfreundlich. Er hat bestimmt gedacht, dass ich in dem schicken Restaurant nichts zu suchen habe. Ich bin peinlich und unfähig.	– ärgerlich über mich selbst – traurig – enttäuscht

nur recht zäh vollziehen. Die Arbeit an negativen automatischen Gedanken lässt sich mit dem Bau einer neuen Straße vergleichen: Während es für automatische Gedanken im Kopf eine „Autobahn“ zu geben scheint, auf der die Gedanken sehr schnell ins Bewusstsein gelangen, müssen neue, alternative Gedanken einen „unausgebauten Trampelpfad“ nehmen. Sie kommen also langsamer voran und brauchen viel Energie, um überhaupt bis ins Bewusst-

Tabelle 9: Alternative Gedanken von Frau A.

Automatische Gedanken	Alternative Gedanken	Neues Gefühl
Ich habe wieder gezittert.	Es hat aber niemand gesehen. Jedenfalls hat mich niemand angestarrt.	erleichtert
Der Kellner war total unfreundlich.	Vielleicht hatte er einen schlechten Tag. Er war nicht nur zu mir, sondern auch zu den Leuten am Nachbartisch unfreundlich.	leichter Ärger auf Kellner
Er hat bestimmt gedacht, dass ich in dem schicken Restaurant nichts zu suchen habe.	Ich weiß nicht, was er gedacht hat. Wenn ich mir die anderen Gäste anschaue, dann gehören die genauso sehr/oder wenig hier her wie ich.	zwar noch irgendwie unwohl, aber nicht mehr von mir enttäuscht
Ich bin peinlich und unfähig.	In dieser Situation bin ich niemandem offensichtlich negativ aufgefallen. Ich habe gut gegessen und ein nettes Gespräch dabei geführt.	froh

sein vordringen zu können. Je öfter jedoch alternative Gedanken genutzt werden, desto begehbarer wird der neue Gedankenweg und desto größer ist die Chance, dass die alte Autobahn langsam zuwächst.

Ihre nächste Aufgabe ist es nun also, alternative Gedanken zu entwickeln, die sie den alten, automatischen Gedanken gegenüberstellen können. Dabei geht es nicht darum, sich die Welt schön zu denken. Sie sollten sich auf die Suche nach glaubwürdigen Alternativen machen (vgl. Tab. 9).

Das Entwickeln einer alternativen Sichtweise ist nicht ganz einfach, wenn man dabei auf sich allein gestellt ist. Hier kann ein Therapeut sehr wertvolle Impulse setzen. Wenn Sie alleine an Ihrem Problem arbeiten möchten, können die folgenden Hinweise bei der Suche nach alternativen Gedanken hilfreich sein:

1. Lassen Sie sich nicht von Ihrem Gefühl leiten, sondern suchen Sie nach *objektiven* Beweisen für Ihre Befürchtungen und negativen Gedanken. Was spricht dafür, was dagegen?
2. Was würden Sie einem guten Freund in dieser Situation sagen?
3. Was würden gute Freunde Ihnen in einer solchen Situation sagen?
4. Viele Betroffene denken an dieser Stelle: „Ich bin eben so. Ich denke eben immer das Schlimmste. Ich müsste ein ganz anderer Mensch sein, um anders denken zu können.“ Lassen Sie sich nicht entmutigen: Sie bauen gerade einen Trampelpfad aus – das braucht Zeit.

3.4 Vierter Schritt: Positives Selbstwertgefühl entwickeln

3.4.1 Wie entsteht ein negativer Selbstwert und welchen Einfluss hat er auf soziale Ängste?

Jeder Mensch hat eine bestimmte Vorstellung von sich selbst. Wer den eigenen Charakter und die eigenen Fähigkeiten überwiegend positiv bewertet, hat ein positives Selbstwertgefühl: Er hält sich selbst für wertvoll. Wer seine eigenen Leistungsmöglichkeiten und Persönlichkeitseigenschaften permanent unterschätzt, fühlt sich wertlos. Üblicherweise schwankt das Selbstwertgefühl in Abhängigkeit von den Anforderungen einzelner Situationen und dem aktuellen Befinden einer Person. Ungünstige Erfahrungen im Laufe der kindlichen Entwicklung und auch im späteren Leben können aber die Wahrscheinlichkeit für ein dauerhaft negatives Selbstwertgefühl erhöhen. Wer in der Kindheit häufig abgewertet oder vernachlässigt wurde, wenig Erfolgserlebnisse hatte oder mangelndes Selbstwertgefühl bei den eigenen Eltern beobachtet hat, läuft Gefahr, negative Überzeugungen über die eigene Person zu entwickeln, etwa: „Ich bin unfähig." „Ich bin wertlos." „Ich bin schlechter als alle anderen."

Die negativen Überzeugungen sind den Betroffenen meist nicht bewusst. Dennoch haben sie einen großen Einfluss auf das Befinden und Verhalten einer Person, da sie bestimmen, welche Informationen ein Mensch in einer konkreten Situation wahrnimmt und wie er die Informationen bewertet. Ähnlich wie verliebte Menschen durch eine „rosarote Brille" schauen und die Welt dadurch unrealistisch verschönern, tragen Menschen mit negativen Überzeugungen eine dunkle Brille, durch die alles schwarz erscheint.

Negative Überzeugungen erhöhen die Wahrscheinlichkeit für die Entstehung einer Sozialen Phobie, da sie Bestätigung durch andere Menschen notwendig machen. Wer sich selbst für unfähig hält, braucht dringend positive Rückmeldung von anderen Menschen, um sich wertvoll fühlen zu können. Wer jedoch den eigenen Selbstwert vom Urteil und der Anerkennung der anderen abhängig macht, steht unter großem Druck, anderen stets gefallen zu müssen. Die Angst, von anderen abgelehnt zu werden und sich zu blamieren, steigt.

Bei Menschen mit sozialen Ängsten beeinflussen die negativen Überzeugungen besonders die automatischen Gedanken vor, während und nach sozialen Situationen (vgl. Kapitel 3.3). Sie führen dazu, dass die automatisch auftretenden Gedanken, die jedes Geschehen begleiten, nicht objektiv und fair, sondern in ungünstiger Weise verzerrt sind. Im nachfolgenden Beispiel werden typische Verzerrungen vorgestellt. Die Schlussfolgerung von Herrn B., man habe sich nur aus Mitleid mit ihm unterhalten (vgl. Fallbeispiel, S. 60), könnte sich aus der Überzeugung speisen: „Ich bin nicht liebenswert." Auf dem Hintergrund dieser Überzeugung behält er von seinem Kneipenbesuch nur in Erinnerung, dass eine der anwesenden Personen nicht mit ihm geredet hat. Dabei übersieht er jedoch, dass er sich mit vielen anderen sehr gut unterhalten hat (Übersehen oder abwerten von Stärken und Erfolgen). Er macht automatisch sich selbst für das ausgebliebene Gespräch verantwortlich und hält sich für langweilig (Fehler auf eigenes Versagen zurückführen), statt zu berücksichtigen, dass die Gründe auch beim Gegenüber gelegen haben können oder einfach keine Zeit mehr für noch ein weiteres Gespräch blieb. Er zieht die Schlussfolgerung, dass er prinzipiell langweilig ist (von einzelnen Begebenheiten unangemessen verallgemeinern), statt zu berücksichtigen, dass niemand zu jeder Zeit für alle Menschen interessant sein kann. Es wird deutlich, dass Herr B. sehr hohe Erwartungen an sich stellt: Er muss laufend in Gespräche vertieft sein. Seine Erzählungen müssen das Gegenüber begeistern. Jeder muss sich gerne mit ihm unterhalten. Kein Gespräch darf im Sande verlaufen.

Perfektionistische Ansprüche an die eigene Person sind typisch für Menschen mit Sozialer Phobie.

Da diese Erwartungen unrealistisch hoch sind, haben Betroffene ständig Angst zu versagen, leiden unter starker Anspannung und sind häufig von sich selbst enttäuscht. Durch die verzerrte Art zu denken führen sie sich immer wieder vor Augen, sie seien selbst nichts wert.

3.4.2 Veränderung eines negativen Selbstwertgefühls

Das Selbstwertgefühl ist keine unveränderliche Eigenschaft wie etwa die Körpergröße, sondern eine Eigenart, wie eine Person sich zu einem bestimmten Zeitpunkt in einer bestimmten Situation wahrnimmt. Abhängig von den zugrunde liegenden Überzeugungen ist die Wahrnehmung eher positiv oder eher negativ verzerrt. Um ein negatives Selbstwertgefühl zu verändern, müssen die zugrunde liegenden Überzeugungen bekannt sein. Da diese den Betroffenen in der Regel nicht bewusst sind, ist hier die Unterstützung durch einen Therapeuten besonders hilfreich. Doch auch der Therapeut kann negative Überzeugungen nicht erraten, sondern sie nur gemeinsam mit dem Patienten aus den automatischen Gedanken in konkreten Situationen erschließen. Um die Gedanken zu erfassen, können in einem ersten Schritt Tagebücher eingesetzt werden, wie sie schon im Kapitel 3.3 beschrieben wurden. Häufig auftretende Gedanken geben Aufschluss über wichtige, negative Überzeugungen (vgl. Tabelle 10).

Tabelle 10: Gedankentagebuch von Frau C.

Uhrzeit	Situation	Automatischer Gedanke
10:00	Bezahlen an der Kasse. Die Frau hinter mir holt ihr Portemonnaie heraus.	Sicherlich wollte sie mir zu verstehen geben, dass ich mich mal beeilen soll. Ich bin zu langsam.
15:00	Beim Friseur angerufen und keinen Termin mehr bekommen.	Meine Freundin hat gesagt, man bekommt dort immer sofort einen Termin. Ich bin unwichtig.
16:00	Passant hat mich nach Wegbeschreibung gefragt und ich konnte nicht weiterhelfen.	Das hätte ich wissen müssen. Ich bin doof.

Aus den Eintragungen lässt sich nun in einem zweiten Schritt vermuten, welche negative Überzeugung ein Mensch entwickelt hat, durch welche Brille er seine Welt wahrnimmt. Frau C. scheint davon überzeugt zu sein, dass sie unfähig ist. Sie meint, sie sei nicht schnell, nicht wichtig, nicht schlau genug.

Auch wenn ein Therapeut durch seine Außenperspektive Verzerrungen vermutlich leichter erkennen kann, als ein Betroffener selbst, können Sie dennoch versuchen, auch allein aus Ihren Gedankenaufzeichnungen auf Ihre negative Überzeugung zu schließen. Die Überzeugungen, die bei Menschen mit Sozialer Phobie besonders häufig auftreten, wurden schon genannt: „Ich bin nicht liebenswert." „Ich bin unfähig." „Ich bin schlechter als die anderen."

Sind die wichtigsten Überzeugungen bekannt, können sie systematisch hinterfragt werden. Dazu können in der Therapie zahlreiche Methoden zum Einsatz kommen, deren Gemeinsamkeit darin besteht, dass sie die Betroffenen darin schulen wollen, die Verzerrungen, die durch negative Überzeugungen entstehen, zu verhindern und eine realistischere Wahrnehmung und Bewertung zu ermöglichen.

Um eine Vorstellung von den eingesetzten Techniken zu geben, sollen zwei dieser Methoden näher beschrieben werden:

1. *Positiv-Tagebuch.* Weil negative Überzeugungen dazu führen, dass Menschen mit Sozialer Phobie eigene Fehler und Schwächen verstärkt wahrnehmen, während sie gleichzeitig Erfolge und Stärken übersehen, sollen Betroffene sich darin schulen, bewusst auf positive Aspekte ihrer Person zu achten. Frau C., die von der eigenen Unfähigkeit überzeugt ist, soll einmal eine Woche lang notieren, wann sie etwas richtig oder genauso gut wie andere gemacht hat.

Tabelle 11: Positiv-Tagebuch von Frau C.

Beobachten:	Mo	Di	Mi	Do	Fr	Sa	So
Ich war genauso schnell beim Bezahlen, wie die Person vor mir in der Schlange.	x			x			
Jemand hat ein Anliegen von mir ernst genommen.	x		x			x	x
Ich habe eine richtige Antwort geben können.	xx	xx		xxx		xx	xxx

Wenn Sie selber ein Positiv-Tagebuch anlegen möchten, sollten Sie vor Beginn der Beobachtungsphase detailliert und konkret festgelegen, worauf Sie achten wollen. Überlegen Sie nach einer Beobachtungsphase, was die gesammelten Daten für Sie bedeuten. Hat sich Ihre negative Überzeugung bewahrheitet, oder sprechen die Beobachtungen für eine andere Annahme?

2. *Historische Überprüfung.* Negative Überzeugungen beziehen sich meist nicht nur auf die Gegenwart („Ich bin unfähig.“), sondern auch auf die Vergangenheit („Ich war schon immer unfähig.“). Aus diesem Grund kann es auch hilfreich sein, die eigene Vergangenheit einmal so objektiv wie möglich zu beleuchten. Entsprechend wurde Frau C. angeleitet, die Ereignisse zu notieren, die sie für bedeutende Erfolge bzw. große Misserfolge ihres Lebens hielt.

Tabelle 12: Historische Überprüfung von Frau C.: Ausbildung und Beruf

Jahr	Misserfolg	Erfolg
1997	Durch die Abiturprüfung gefallen	Nachprüfung (und Abitur) bestanden
1998	Studienplatz nicht bekommen	Stattdessen: Praktikumsplatz
1999		Studienplatz bekommen
2000	Referat in letzter Sekunde abgesagt (Angst war zu groß)	3 andere Referate gehalten
2005	Studium hat sich ewig hingezogen, weil Arbeitstempo langsam	Studium mit guten Noten abgeschlossen
2006–07	arbeitslos	
2007		Stelle bekommen

Auch bei der historischen Überprüfung sollten Sie darauf achten, möglichst konkret festzulegen, was Sie erfassen wollen. Es kann dabei hilfreich sein, den Lebensüberblick in verschiedenen Bereichen durchzuführen (Beruf, Familie, Freunde, Freizeit), um nicht Gefahr zu laufen, sich nur mit dem Lebensbereich zu beschäftigen, mit dem man am wenigsten zufrieden ist. Wenn Sie anschließend versuchen, eine Schlussfolgerung aus den Aufzeichnungen zu ziehen, sollten Sie insbesondere bei den Misserfolgen skeptisch sein und sich ehrlich fragen, ob die entsprechende Beobachtung tatsächlich ein Beleg für die Richtigkeit Ihrer Überzeugung ist. Frau C. räumte nach einer ersten Betrachtung ihrer Auflistung zwar ein, dass sich Erfolge und Misserfolge etwa die Waage zu halten scheinen, blieb aber dennoch enttäuscht von den vielen Misserfolgen. Erst eine genauere Analyse der vermeintlichen Misserfolge führten bei ihr zu einer Veränderung der negativen Überzeugung, schon immer unfähig gewesen zu sein. Im Gespräch stellte sie fest, dass sich das Studium wohl länger hingezogen hatte, als bei den meisten anderen, da sie zwischenzeitlich ein Kind bekommen hatte. Die Arbeitslosigkeit ließ sich auch durch die Wahl des Studienfaches (Kunstgeschichte) und der damit verbundenen allgemeinen Arbeitsplatzsituation erklären. Darüber hinaus zeigte ein Vergleich mit den Kommilitoninnen, dass auch diese längere Zeiten von Arbeitslosigkeit hinter sich hatten.

Da sich die negativen Überzeugungen, die den Selbstwert negativ beeinflussen, über viele Jahre hinweg entwickelt haben, lassen sich dauerhafte Veränderungen des Selbstwertes nicht auf Knopfdruck erzielen. In einzelnen Situationen können aber durchaus sehr schnell Veränderungen in Bezug auf die Einschätzungen gegenüber der eigenen Person auftreten.

Je mehr Sie sich bewusst machen, wie Ihre negativen Überzeugungen Ihre automatischen Gedanken beeinflussen und je bewusster Sie versuchen, automatische Schlussfolgerungen zu prüfen, desto schneller wird sich auch ein tendenziell positiveres Selbstwertgefühl einstellen.

3.5 Fünfter Schritt: Rückfällen vorbeugen

Angst ist ein wichtiges Gefühl, das es den Menschen ermöglicht, gefährliche Situationen zu erkennen und angemessen darauf zu reagieren. Es kann also niemals das Ziel einer Therapie sein, jemanden vollkommen von seiner Angst zu befreien. Vielmehr geht es darum zu lernen, mit auftretenden Ängsten angemessen umgehen zu können. Zu wissen, wie man auf die eigenen Ängsten reagieren kann, wird vor allem dann wichtig, wenn die Ängste in Situationen auftreten, in denen man sie eigentlich schon für überwunden hielt. Viele Menschen fürchten in solchen Augenblicken, die Soziale Phobie sei nun wieder zurückgekehrt und die zuvor aufgebrachte Mühe habe sich nicht gelohnt. Dabei bedeuten solche Verschlechterungen keinesfalls eine Katastrophe!

Wenn Sie bemerken, dass es Ihnen schwer fällt, Situationen zu meistern, die Sie eigentlich schon bewältigen konnten, rufen Sie sich in Erinnerung, was Ihnen damals bei der Bewältigung geholfen hat.

Es kann sehr hilfreich sein, wenn Sie sich zuvor entsprechende Notizen gemacht haben. Zum Abschluss einer Therapie wird Ihr Therapeut Sie deshalb auffordern, eine Zusammenfassung über Ihre Erfahrungen in der Therapie zu schreiben, in der Sie festhalten, welche Strategien Ihnen bei der Überwindung der Angst nützlich waren. Die Zusammenfassung sollte folgende Fragen beantworten:

1. Was wissen Sie über die Aufrechterhaltung Ihrer Angst (vgl. Kapitel 3.1)? Welche Befürchtungen haben Sie? Welches Sicherheitsverhalten haben Sie eingesetzt und welche Rolle spielt es für die Aufrechterhaltung der Angst? Worauf haben Sie Ihre Aufmerksamkeit gelenkt und welche Rolle spielt die Aufmerksamkeit für die Aufrechterhaltung der Angst?
2. Wie haben Sie Ihre Befürchtungen überprüft (vgl. Kapitel 3.2)? Welche Verhaltensexperimente haben Sie durchgeführt, was haben Sie bei der Planung von Verhaltensexperimenten beachtet und welche Schlussfolgerung haben Sie aus den Erfahrungen gezogen?
3. Welche automatischen Gedanken haben Ihre Ängste vor und nach sozialen Situationen verstärkt (vgl. Kapitel 3.3)? Was hat Ihnen im Umgang mit diesen Gedanken geholfen? Welche alternativen Gedanken haben Sie entwickelt?
4. Welche negativen Überzeugungen prägen Ihr Denken und Verhalten (vgl. Kapitel 3.4)? Wie haben Sie die Überzeugungen hinterfragt? Welche Erkenntnisse haben Sie dabei gewonnen?

> Für die Zusammenfassung der eigenen Erfahrungen im Umgang mit der Angst können Sie auch das Arbeitsblatt 4 im Anhang (vgl. Seite 82/83) verwenden.

Auf dem Hintergrund Ihrer eigenen Erfahrungen und mit Hilfe Ihrer eigenen Aufzeichnungen können Sie neue, schwierige Situationen besser verstehen und Strategien entwickeln, mit denen Sie sich schnell selber helfen können. Sollten Sie dabei keine Verbesserung bemerken, haben Sie auch die Möglichkeit, mit Ihrem Therapeuten eine Therapiesitzung zu vereinbaren, in der Sie die wichtigsten Schritte noch einmal gemeinsam durchdenken und planen können.

4 Was können Angehörige tun?

Angehörige sind häufig selbst in hohem Maße durch die Angststörung mitbeeinträchtigt, fühlen sich nicht selten hilflos und suchen händeringend nach Möglichkeiten, Ihren Partnern, Kindern, Eltern oder Geschwistern weiterhelfen zu können.

Informieren und Akzeptieren

Ein wichtiger Ausgangspunkt für einen hilfreichen Umgang mit der Angststörung ist die Akzeptanz der Diagnose. Es kann sehr zermürbend sein, wenn man als Angehöriger zum wiederholten Male mit Ängsten konfrontiert wird, die doch aus objektiver Sicht völlig irrational scheinen. Das kann Ärger auslösen, aber auch Traurigkeit, Hoffnungslosigkeit, Angst oder Schuld. Gefühle, die nicht selten in Anschuldigungen und Vorwürfe münden.

Fallbeispiel: Frau A.

Der *Ehemann von Frau A.* kann beim besten Willen nicht wahrnehmen, dass seine Frau zittert. Trotzdem musste er schon auf viele Einladungen verzichten, weil seine Frau sich den Situationen nicht gewachsen fühlte. Er ärgert sich: „Nun reiß dich mal zusammen. Es passiert ja nichts."

Fallbeispiel: Herr B.

Die *Mutter von Herrn B.* erlebt täglich mit, wie sehr ihr Sohn unter seinen Ängsten leidet. Sie kann nicht nachvollziehen, weshalb er sich so ängstigt, wo er doch früher ein sehr aufgeschlossenes Kind gewesen ist: „Das ist doch ganz einfach. Du gehst einfach rüber und unterhältst dich ganz nett mit ihr." Sie befürchtet, in seiner Erziehung etwas falsch gemacht zu haben und fühlt sich schuldig.

Fallbeispiel: Frau C.

Der *Freund von Frau C.* findet ihre rote Gesichtsfarbe schön und ihr gelegentliches Erröten liebenswert. Es kränkt ihn, dass sie sich durch seine wiederholten und ernst gemeinten Beteuerungen nicht beruhigen lässt: „Es ist dir ja eh egal, was ich sage."

Informationen können helfen, die Angststörung besser zu akzeptieren. Wer versteht, was in einem Menschen mit Sozialer Phobie abläuft, hat am ehesten eine Chance, Verständnis zu entwickeln. Im Gespräch mit der betroffenen Person lässt sich erfahren, wie diese ihre Schwierigkeiten wahrnimmt. In Ratgebern finden sich Informationen über auslösende und aufrechterhaltende Mechanismen, die das Zustandekommen der Problematik erklären können. Selbsthilfegruppen für Angehörige bieten darüber hinaus die Möglichkeit, mit anderen Angehörigen ins Gespräch zu kommen und Erfahrungen auszutauschen.

Selbstständigkeit fördern

Der Wunsch, einem geliebten Menschen helfen zu wollen, wenn dieser leidet, ist nur allzu gut nachvollziehbar. Entsprechend schwer fällt den meisten Angehörigen ihre vielleicht wichtigste Aufgabe: zu akzeptieren, dass die Lösung der Schwierigkeiten nur durch den Betroffenen selbst erfolgen kann. Man kann die ängstliche Person unterstützen, indem man sie ermutigt, sie lobt, ihr zuhört, aber man kann ihre Probleme nicht lösen. Im Gegenteil: Wer seinem Partner oder Kind zu viele Aufgaben abnimmt, trägt letztlich dazu bei, dass der andere irgendwann davon überzeugt sein wird, dass er alleine nicht zurecht kommt und immer jemanden zur Erledigung Angst besetzter Aufgaben an seiner Seite benötigt.

Eigene Bedürfnisse nicht vergessen

Wer mit Angstpatienten zusammenlebt ist meist sehr daran gewöhnt, Rücksicht auf den anderen und seine Ängste zu nehmen. Die eigenen Bedürfnisse kommen dann oft zu kurz.

Fallbeispiel: Frau A.

Der Ehemann von Frau A. verzichtet auf sein geliebtes Gläschen Rotwein, weil seine Frau Sorge hat, es könne negativ auffallen, wenn er ein Weinglas halte, während sie (aus Angst mit dem langstieligen Weinglas nicht zurechtzukommen) ein Bier bestelle.

Fallbeispiel: Herr B.

Die Mutter von Herrn B. bleibt auf Familienfesten stundenlang bei ihrem Sohn stehen, statt sich mit Verwandten und Freunden zu unterhalten, weil er befürchtet, sonst allein herumzustehen und langweilig zu wirken.

Fallbeispiel: Frau C.

Der Freund von Frau C. investiert viel Zeit, da er nach der Arbeit alle Einkäufe erledigt und ihre Behördengänge übernimmt. Seine Freunde kann er dadurch nur noch selten treffen.

Langfristig kann dadurch die Beziehung zum Betroffenen belastet werden. Außerdem läuft der Angehörige Gefahr, selber unzufrieden und unglücklich zu werden. Hier ist es wichtig, frühzeitig auch die eigenen Interessen im Blick zu behalten und – bei allem Verständnis für die Schwierigkeiten des anderen – Grenzen zu ziehen. Angehörige sollten sich insbesondere nicht daran hindern lassen, selber ein soziales Netz aufrechtzuerhalten.

Hinweise für Eltern

Für Eltern von besonders ängstlichen Kindern wird die Aufgabe durch ihre Rolle als Erzieher erschwert, welche ihnen die Verantwortung über das Wohl des Kindes zuschreibt. Doch selbst hier gilt: Die Überwindung der Angst oder Schüchternheit können nur die Kinder selbst erreichen. Erwachsene können lediglich für ein Umfeld sorgen, welches eine solche Überwindung wahrscheinlicher macht. Und sie können dazu anregen, verschiedene Verhaltensweisen auszuprobieren. Weder ist es für das Kind günstig, wenn Sie

Rückzug und Vermeidung unterstützen, noch hilft es ihm, wenn Sie es für seine Schüchternheit kritisieren. Stattdessen sollten Eltern versuchen, sich auf die Stärken ihres Kindes zu konzentrieren und es auch für sehr kleine Veränderungen zu loben. Keinesfalls sollte sich das Familienleben nur um die Probleme des Kindes drehen. Wer Zeit für sich selbst und die Partnerschaft findet, ist ausgeglichener und kann auch knifflige Situationen im Familienalltag mit größerer Gelassenheit bewältigen.

Anhang

Literaturempfehlungen

Ahrens-Eipper, S. & Nelius, K. (2009). *Mutig werden mit Til Tiger – Ein Ratgeber für Eltern, Erzieher und Lehrer von schüchternen Kindern.* Göttingen: Hogrefe.

Diesem Ratgeber liegt ein kognitives Erklärungsmodell zugrunde, das in liebevoller Weise für das Verständnis von Kindern aufbereitet wurde. Das Buch enthält eine praktische Anleitung für den Umgang mit kindlichen Ängsten und viele alltagsnahe Hinweise für typische Problemsituationen.

Markway, B. & Markway, G. (2008). *Frei von Angst und Schüchternheit. Soziale Ängste besiegen – ein Selbsthilfeprogamm.* Weinheim: Beltz.

Diesem umfangreichen Selbsthilfe-Programm liegt ebenfalls ein kognitives Erklärungsmodell zugrunde. Das überwiegend an der Wissenschaft orientierte Programm wird ergänzt durch ein Kapitel zum Einfluss von Spiritualität auf Soziale Ängste, welches sich mit existenziellen Fragen im Zusammenhang mit sozialer Angst beschäftigt.

Dieme, C. (2007). *Angst vorm Erröten? Erythrophobie: Hintergründe, Auswege und Erfolgsberichte Betroffener.* Leipzig: Stillwasser.

Dieses Buch beschäftigt sich ausschließlich mit einer ganz spezifischen Angst: der Angst vor dem Erröten. Der Autor empfiehlt Techniken, stellt klassische Therapiemethoden und Naturheilverfahren vor, gibt Ernährungstipps und informiert über Medikamente und mögliche operative Eingriffe.

Beratungsangebote und Selbsthilfegruppen

– DASH – Deutsche AngstSelbstHilfe e. V.
Bayerstr. 77a
80335 München
http://www.angstselbsthilfe.de

NAKOS – Nationale Kontakt- und Informationsstelle zur Anregung und Unterstützung von Selbsthilfegruppen
Wilmersdorferstr. 39
10627 Berlin
http://www.nakos.de

SEKIS – Selbsthilfe Kontakt- und Informationsstelle
Albrecht-Achilles-Str. 65
10709 Berlin
http://www.sekis-berlin.de

Psychotherapeuten-Portal zur Suche eines Psychotherapeuten und Informationen zur Psychotherapie
http://www.therapie.de

Dachverband psychosozialer Hilfsvereinigungen e. V. und Bundesverband der Angehörigen psychisch Kranker e. V.
Thomas-Mann-Straße 49a
53111 Bonn

Auswahl von Instituten mit Expertise in diesem Störungsbereich

Hochschulambulanzen bieten psychologische Diagnostik, Beratung zur Problemklärung und Entscheidung über die Notwendigkeit einer Psychotherapie sowie psychotherapeutische Behandlung für alle Patientinnen und Patienten an. Die Behandlungen in solchen Ambulanzen erfolgen entsprechend dem neuesten Stand der wissenschaftlichen Forschungen. Adressen von Hochschuleinrichtungen in Ihrer Nähe finden Sie unter folgendem Link: http://www.klinische-psychologie-psychotherapie.de/institutsambulanzen.html

Arbeitsblätter

Arbeitsblatt: Persönliches Angstmodell 1

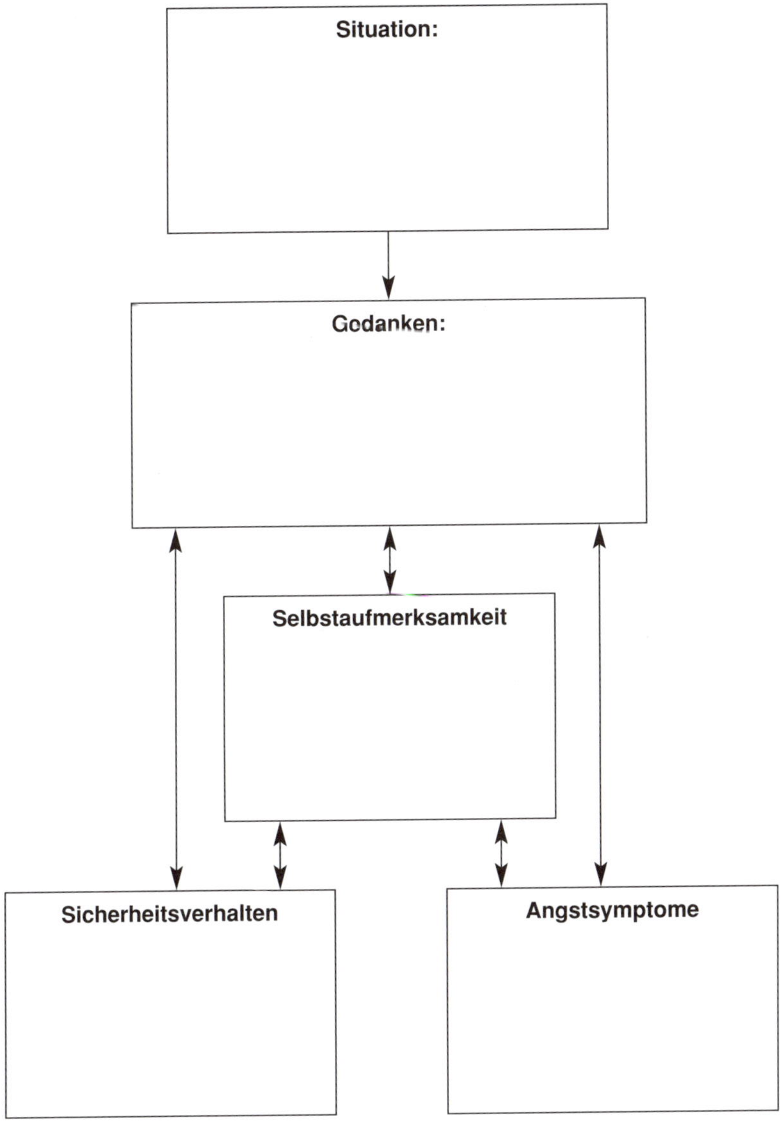

Arbeitsblatt: Planung eines Verhaltensexperimentes 2

Experiment vorbereiten	
Befürchtung	
Situation zur Überprüfung	
Vorhersage	
Sicherheitsverhaltensweisen	
Experiment durchführen: dabei Sicherheitsverhalten unterlassen und Aufmerksamkeit nach außen lenken	
Durchführung des Experimentes	
Tatsächliche Konsequenzen	
Schlussfolgerung	

Arbeitsblatt: Gedankentagebuch 3

Gedankentagebuch vom: ______________________

Situation	Automatische Gedanken	Gefühl
Automatische Gedanken	**Alternative Gedanken**	**Neues Gefühl**

Arbeitsblatt: Zusammenfassung der eigenen Erfahrungen im Umgang mit der Angst 4

1. Was weiß ich über die Aufrechterhaltung meiner Angst (vgl. Kapitel 3.1)? Welche Befürchtungen habe ich? Welches Sicherheitsverhalten habe ich eingesetzt und welche Rolle spielt es für die Aufrechterhaltung der Angst? Worauf habe ich meine Aufmerksamkeit gelenkt und welche Rolle spielt die Aufmerksamkeit für die Aufrechterhaltung meiner Angst?

____

____

____

____

____

____

____

2. Wie habe ich meine Befürchtungen überprüft (vgl. Kapitel 3.2)? Welche Verhaltensexperimente habe ich durchgeführt, was habe ich bei der Planung von Verhaltensexperimenten beachtet und welche Schlussfolgerung habe ich aus den Erfahrungen gezogen?

____

____

____

____

____

____

____

Arbeitsblatt: Zusammenfassung der eigenen Erfahrungen im Umgang mit der Angst (Fortsetzung)

4

3. Welche automatischen Gedanken haben meine Ängste vor und nach sozialen Situationen verstärkt (vgl. Kapitel 3.3)? Was hat mir im Umgang mit diesen Gedanken geholfen? Welche alternativen Gedanken habe ich entwickelt?

____

____

____

____

____

____

____

4. Welche negativen Überzeugungen prägen mein Denken und Verhalten (vgl. Kapitel 3.4)? Wie habe ich die Überzeugungen hinterfragt? Welche Erkenntnisse habe ich dabei gewonnen?

____

____

____

____

____

____

____

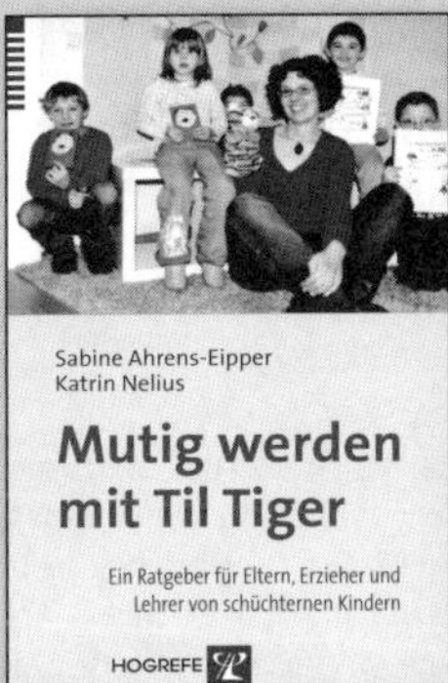

Sabine Ahrens-Eipper · Katrin Nelius

Mutig werden mit Til Tiger

Ein Ratgeber für Eltern, Erzieher und Lehrer von schüchternen Kindern

2009, 122 Seiten, Kleinformat, € 14,95 / sFr. 24,90
ISBN 978-3-8017-2202-9

Der Ratgeber ist für Eltern und andere Bezugspersonen von Jungen und Mädchen im Alter zwischen vier und zehn Jahren konzipiert. Ziel des Ratgeber ist es, Informationen über Schüchternheit und soziale Ängste im Kindesalter zu vermitteln und Hilfen bei der Unterstützung und Förderung der betroffenen Kinder zu geben. Eltern erhalten Tipps dazu, wie in Alltags- und Krisensituationen vorgegangen werden kann, um diese gemeinsam mit dem Kind zu bewältigen. Sozial unsichere Kinder können mit Hilfe der Übungen Schritt für Schritt selbstsicheres Verhalten erlernen und ihre sozialen Fertigkeiten ausbauen.

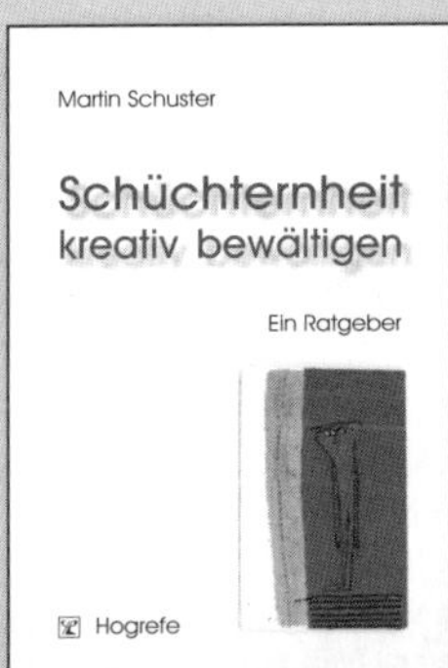

Martin Schuster

Schüchternheit kreativ bewältigen

Ein Ratgeber

2005, 165 Seiten, € 16,95 / sFr. 29,90
ISBN 3-8017-1738-4

Schüchterne Menschen fühlen sich in sozialen Situationen häufig unwohl und verunsichert. Dieses Buch bietet schüchternen Menschen wissenschaftlich begründete und an zahlreichen Beispielen veranschaulichte Ratschläge, wie sie lernen können, ihre Hemmungen und Befangenheit abzulegen und zu Gunsten eines gesunden Selbstwertgefühls zu überwinden. Es werden Übungen vorgestellt, die Spaß machen und Kreativität fördern.

www.hogrefe.de

HOGREFE